Das XXL-Cholesterin-Kochbuch:

365 Tage voller nahrhafter Rezepte zur Regulation des Cholesterinspiegels und Förderung der kardiovaskulären Gesundheit

Ewald Jäckel

Leser an und erklärt sich damit einverstanden, dass der Autor nicht für derartige Verluste haftbar gemacht werden kann.

Inhaltsübersicht

Kapitel 7: Abendessen für ein gesundes Herz 44

Kapitel 8: Beilagen und Snacks 54

Einführung

Cholesterin ist der Feind, der weiterhin einen dunklen Schatten auf unser Wohlbefinden in einer Gesellschaft wirft, in der sich das Streben nach Gesundheit oft wie eine Suche nach etwas Unerreichbarem anfühlt. Ja, ich spreche von dieser scheinbar harmlosen Substanz, die bei unseren Mahlzeiten im Hintergrund bleibt und gelegentlich von wohlmeinenden Medizinern und Fitness-Fanatikern gleichermaßen angesprochen wird. Dass Cholesterin, der vermeintlich stille Zerstörer, eine solche Macht über unsere Energie haben kann, wussten wir erst viel später.

Stellen Sie sich vor: Es ist früh am Tag, es ist viel los, in der Küche duftet es nach frisch gebrühtem Kaffee, und die Sonne scheint hell auf den Tag, der vor Ihnen liegt. Sie machen es sich am Tisch bequem, um Ihr übliches Frühstück einzunehmen, das vielleicht aus einem Müsli und etwas Milch besteht. Ist es wirklich so unschuldig? Bevor ich die schockierende Wahrheit über die Cholesterin-Vertuschung erfuhr, glaubte ich das. Meine morgendliche Praxis, etwas scheinbar Gesundes zu essen, trug, ohne dass ich es wusste, ungewollt zur langsamen Entwicklung einer tickenden Zeitbombe in meinem eigenen Körper bei; diese Zeitbombe hieß Cholesterin XXL. Ich hatte keine Ahnung.

In der heutigen Zeit der Informationsüberflutung haben sich Fragen der Gesundheit zu einem Labyrinth mit widersprüchlichen Wegweisern entwickelt. Wir werden ständig mit Tipps, Essensplänen und Trainingsplänen überschwemmt, von denen jeder für sich in Anspruch nimmt, der heilige Gral der Gesundheit und des Wohlbefindens zu sein. Trotzdem ist Cholesterin, obwohl es ein so geläufiger Begriff ist, eine Kraft, die viele nicht ganz verstehen. Langsam lüftet sich der Schleier über diesem verborgenen Feind, und damit kommt eine Geschichte ans Licht, die eng mit dem Gewebe unseres täglichen Lebens verwoben ist und uns auf eine Weise beeinflusst, die wir niemals hätten vorhersehen können.

Die Herausforderungen des modernen Lebens sind uns nur allzu vertraut: der Stress, der sich wie ein unüberwindlicher Berg auftürmt, die sitzende Tätigkeit, die uns an den Schreibtisch fesselt, und die schnelllebigen, auf Bequemlichkeit ausgerichteten Diäten, die angeblich Zeit sparen, aber unsere Energie aufzehren, sind nur einige Beispiele. Es ist ein Kampf, den wir alle durchmachen, ein Konflikt, der im Stillen in unserem Körper ausgetragen wird, während wir versuchen, die Feinheiten der Existenz zu verstehen. Und im Zentrum dieses Konflikts steht Cholesterin XXL, ein Eindringling, der sich gegen unseren Willen in unseren Körper schleicht und das empfindliche Gleichgewicht stört, das unser Körper braucht, um gesund zu bleiben.

Es stellt sich also die Frage: Warum sollten Sie sich Gedanken über Cholesterin XXL machen? Die Erklärung liegt in der enormen Auswirkung, die es auf Ihr Wohlbefinden hat. Es legt auf subtile Weise den Grundstein für eine Vielzahl von Gesundheitsproblemen, die das Potenzial haben, die große Geschichte Ihres Lebens zu entgleisen. Ein hoher Cholesterinspiegel ist mehr als nur eine Zahl auf einem Laborbericht; er ist ein potenzieller Vorläufer für Herz-Kreislauf-Erkrankungen, Schlaganfälle und eine Verschlechterung der allgemeinen Lebensqualität. Es steht viel auf dem Spiel, und die Auswirkungen werden sehr real sein.

Lassen Sie mich eines klarstellen: Dies ist nicht einfach ein weiteres Gesundheitsbuch, das Veränderungen über Nacht verspricht oder eine Lösung bietet, die für jeden anwendbar ist. Es handelt sich nicht um einen einfachen Überblick über das Thema Cholesterin, sondern um eine eingehende Untersuchung seiner vielen Facetten, die in Form eines Handbuchs präsentiert wird, das mit dem Ziel geschrieben wurde, Sie mit Informationen zu versorgen. "Cholesterin XXL" ist ein Buch, das über die oberflächlichen Ratschläge hinausgeht und tief in die Nuancen dieses oft missverstandenen Gegners eintaucht. Auf diesen Seiten finden Sie die Kraft, Ihre Gesundheit selbst in die Hand zu nehmen und Entscheidungen zu treffen, die in Ihrem besten Interesse sind.

Im Laufe dieser Reise werden Sie die praktischen Vorteile kennen lernen, die sich aus dem Wissen um den Cholesterinspiegel und den Maßnahmen zu seiner Kontrolle ergeben. Es geht nicht einfach darum, ein weiteres Gesundheitsziel zu erreichen, sondern darum, die Kontrolle über Ihr Leben zurückzugewinnen. Stellen Sie sich ein Leben vor, in dem Ihre Vitalität nicht beeinträchtigt ist, in dem Sie die Kraft haben, jeden neuen Tag zu meistern, und die Stärke, mit den unvermeidlichen Schwierigkeiten umzugehen, die auf Ihrem Lebensweg auftreten werden. Dies ist kein unerreichbares Ziel, es ist eine Realität, die in Ihren Händen liegt, und "Cholesterin XXL" wird Ihnen bei diesem lebensverändernden Abenteuer als Führer dienen.

Nicht nur das Material, das es liefert, sondern auch die Methode, die es wählt, hebt dieses Buch von anderen ab. Es ist mehr ein Gespräch oder ein Hin und Her zwischen Ihnen und der Komplexität Ihres eigenen Körpers als alles andere. Das Buch "Cholesterin XXL" wird Ihnen beim Durchblättern seiner Kapitel Erkenntnisse vermitteln, die über die bloßen Fakten und Zahlen hinausgehen. Es handelt sich nicht um einen langweiligen Ratgeber, sondern um eine Geschichte, die die Geheimnisse des Cholesterins auf eine Art und Weise enträtselt, die mit Ihren persönlichen Erfahrungen übereinstimmt und Ihnen helfen könnte, das Thema besser zu verstehen.

Nun könnten Sie sich fragen: "Warum sollte ich der Person, die dieses Buch geschrieben hat, mein Vertrauen schenken? Auf welche Aspekte des Cholesterins ist er spezialisiert, die ihn zu einer Autorität machen?" Die Lösung kann in einer Reise gefunden werden - einer Reise, die Ihre eigenen Herausforderungen, Siege und die nie endende Suche nach Glück und Erfüllung widerspiegelt. Sie sind ein Mitreisender, der die Irrungen und Wirrungen der Gesundheit durchschritten hat, das Cholesterin XXL frontal bekämpft hat und siegreich daraus hervorgegangen ist. Der Autor ist kein weit entfernter Spezialist, der aus einem Elfenbeinturm predigt.

Wenn Sie weiter lesen, werden Sie feststellen, dass die Autorin ihre Autorität nicht aus einer langen Liste von Abschlüssen bezieht, sondern aus einem echten Verständnis für die Probleme, mit denen Sie konfrontiert sind. Das wird Ihnen auf den folgenden Seiten klar werden. In diesem Buch geht es nicht darum, Perfektion zu erreichen; vielmehr geht es darum, Fortschritte zu machen, und der Autor wird Ihnen als Führer auf einem Weg dienen, der zwangsläufig fehlerhaft, aber letztlich prägend ist. Ihre Ansichten sind nicht nur das Produkt von Forschung, sondern auch von gelebter Erfahrung, die sowohl Ihre eigenen Probleme als auch Ihre eigenen Erfolge widerspiegelt.

In seiner einfachsten Form ist "Cholesterin XXL" mehr als nur ein Buch; es ist ein Reisebegleiter, der Ihnen helfen wird, Ihre Gesundheit wiederzuerlangen. Im Laufe des Buches werden Sie herausfinden, wie Sie den Cholesterinspiegel verstehen und kontrollieren können, und so den Weg für ein Leben ebnen, in dem Vitalität, Widerstandsfähigkeit und Wohlbefinden im Vordergrund stehen. Dieses Buch ist nicht einfach das Richtige für Sie; es ist vielmehr ein Leitfaden, der Sie zu einer gesünderen und lebendigeren Version Ihrer selbst führen wird.

Lassen Sie uns diese Reise beginnen! Blättern Sie um und lassen Sie "Cholesterin XXL" die treibende Kraft hinter der Veränderung sein, auf die Sie schon so lange gewartet haben.

Kapitel 1:
Die Cholesterin XXL Diät:

Das Enträtseln des wissenschaftlichen Wandteppichs

Auf der unermüdlichen Suche nach der perfekten Gesundheit sind verschiedene Diäten gekommen und gegangen wie Sterne am Nachthimmel. Die Cholesterin XXL-Diät ist diejenige, die das meiste Interesse auf sich gezogen hat, weil sie neben der Gewichtsabnahme auch ein umfassendes Cholesterinmanagement bietet. Nun, da wir dieses Ernährungsphänomen kennen, wollen wir das komplizierte wissenschaftliche Netzwerk untersuchen, das es unterstützt.

Die Dynamik des Cholesterins verstehen

Bevor wir uns auf die Reise begeben, die die Cholesterin XXL Diät darstellt, ist es notwendig, dass wir die Nuancen des Cholesterins gründlich verstehen. Cholesterin, das in den Geschichten, die wir über Gesundheit erzählen, manchmal fälschlicherweise als Antagonist dargestellt wird, ist in Wirklichkeit für das Funktionieren einer Reihe von Funktionen im Körper unerlässlich. Es ist notwendig für die Produktion von Hormonen, trägt zur Bildung von Zellmembranen bei und ist ein wesentlicher Bestandteil der Vitamin-D-Synthese.

Ein Ungleichgewicht des Cholesterinspiegels kann jedoch zu gesundheitlichen Problemen führen, insbesondere wenn das "schlechte" Cholesterin, auch bekannt als Low-Density-Lipoprotein (LDL), mehr wiegt als das "gute" Cholesterin, auch bekannt als High-Density-Lipoprotein (HDL). Die Cholesterin XXL-Diät zielt darauf ab, diese Verschiebung des empfindlichen Gleichgewichts zugunsten einer verbesserten Herz-Kreislauf-Gesundheit zu erreichen.

Enthüllung der Cholesterin XXL-Diät

Die Cholesterin XXL-Diät basiert auf einer bewussten Kombination von Lebensmitteln, die ein ausgewogenes Lipidprofil gewährleisten sollen. Die Diät vermeidet eine zu starke Vereinfachung der Dinge und erkennt an, dass die Kontrolle des Cholesterinspiegels ein komplexer Prozess ist. Betrachten wir nun die wichtigsten Komponenten, die sie aus wissenschaftlicher Sicht wirksam machen.

1. Der Glasfaseranschluss

Die Cholesterin XXL-Diät legt einen starken Fokus auf den Verzehr von Ballaststoffen als eine ihrer Hauptgrundsätze. Hafer, Hülsenfrüchte und Obst sind nur einige der faserhaltigen Lebensmittel, die gemeinsam dazu beitragen, Cholesterin aus dem Körper zu spülen. Vor allem die löslichen Ballaststoffe verwandeln sich im Verdauungstrakt in eine gelartige Substanz, wo sie sich mit dem Cholesterin zusammenschließen, um es in einer Richtung aus dem Körper zu transportieren. Sie wirken wie ein natürlicher Cholesterin-Türsteher und sorgen dafür, dass nur das "gute" Cholesterin in den Körper gelangt.

2. Die Omega-3-Symphonie

Fisch, Leinsamen und Walnüsse stehen bei der Cholesterin XXL-Diät im Mittelpunkt und machen die Kraft der Omega-3-Fettsäuren deutlich. Diese gesunden Fette erhöhen nicht nur den HDL-Cholesterinspiegel, sondern senken auch die Triglyceride - einen weiteren Cholesterin-Bösewicht. Die Diät macht sich diese Fettsäuren als dynamisches Duo zunutze, das eine Symphonie des Lipidgleichgewichts orchestriert.

3. Antioxidans Rächer

Obst und Gemüse, die reich an Antioxidantien sind, erweisen sich als die Superhelden der Ernährung. Antioxidantien führen einen hartnäckigen Kampf gegen oxidativen Stress, der die Oxidation von LDL-Cholesterin verhindert. Sie tragen zum umfassenden Ansatz der Ernährung für die kardiovaskuläre Gesundheit bei, indem sie diesen Prozess verhindern, der unsere Arterien vor den schädlichen Auswirkungen des Cholesterins schützt.

4. Nährstoffreiche Verbündete

Die Cholesterin XXL-Diät konzentriert sich nicht nur auf Dinge, die vermieden werden sollten, sondern fördert auch den Verzehr von Lebensmitteln, die reich an Nährstoffen sind. Diese nahrhaften Kraftpakete, wie Vollkornprodukte, mageres Eiweiß und viel Gemüse, versorgen den Körper mit den Ressourcen, die er braucht, um Höchstleistungen zu erbringen und sein volles Potenzial auszuschöpfen. Ein Körper, der ausreichend mit Nährstoffen versorgt wird, ist besser in der Lage, seinen Cholesterinspiegel in Schach und im Gleichgewicht zu halten.

Eine Sinfonie der Gesundheit

In dem großen Wandteppich, der die Cholesterin XXL-Diät darstellt, spielt die Wissenschaft die Hauptrolle, und es ist die Wissenschaft, die dafür verantwortlich ist, die Fäden von Ballaststoffen, Omega-3-Fettsäuren, Antioxidantien und nährstoffreichen Lebensmitteln zu verweben. Es handelt sich nicht um eine übermäßig restriktive Diät, sondern vielmehr um eine Symphonie von Entscheidungen, die zusammenwirken, um eine gesunde Herz-Kreislauf-Funktion zu erhalten.

Die Cholesterin XXL-Diät ist ein wissenschaftlich fundierter Kompass auf dem Weg zu einer cholesterinbewussten Lebensweise. Sie wird uns zu einem gesünderen, ausgewogeneren und cholesterinfreundlicheren Lebensstil führen.

Kapitel 2:
Cholesterin verstehen

Cholesterin ist ein lebenswichtiger Nährstoff für den Menschen. Es spielt eine Rolle bei der Bildung von Zellmembranen, der Herstellung von Hormonen und der Synthese von Vitaminen sowie bei anderen wichtigen Körperprozessen. Die Kontrolle des Cholesterinspiegels ist jedoch absolut notwendig, um die allgemeine Gesundheit zu erhalten und Herz-Kreislauf-Erkrankungen vorzubeugen. In diesem Artikel wird die Bedeutung des Cholesterinmanagements untersucht, der Unterschied zwischen LDL (dem "schlechten") und HDL (dem "guten") Cholesterin erklärt und über die optimalen Werte beider Cholesterinarten gesprochen.

Die Bedeutung der Kontrolle des Cholesterinspiegels

Für die kardiovaskuläre Gesundheit ist es entscheidend, den Cholesterinspiegel auf einem gesunden und idealen Niveau zu halten. Die Ablagerung von Plaque in den Arterien, die durch einen hohen Cholesterinspiegel verursacht werden kann, kann den Blutfluss verringern, was wiederum das Risiko von Herz-Kreislauf-Erkrankungen wie Herzkrankheiten und Schlaganfällen erhöht. Menschen können die Wahrscheinlichkeit von Krankheiten mit potenziell tödlichem Ausgang verringern, wenn sie Maßnahmen zur Kontrolle des Cholesterinspiegels in ihrem Körper ergreifen.

Lipoproteine, insbesondere Low-Density-Lipoprotein (LDL) und High-Density-Lipoprotein, sind für den Transport von Cholesterin durch den Blutkreislauf verantwortlich (HDL). HDL-Cholesterin wiederum wird als "gutes" Cholesterin bezeichnet, da es dazu beiträgt, überschüssiges Cholesterin aus dem Blutkreislauf zu entfernen, während LDL-Cholesterin manchmal als "schlechtes" Cholesterin bezeichnet wird, da erhöhte Werte zur Bildung von Plaque führen können.

Unterscheidung zwischen LDL- und HDL-Cholesterin

1. **LDL-Cholesterin (schlechtes Cholesterin):**

LDL-Cholesterin ist für den Transport von Cholesterin aus der Leber zu den Zellen im Körper verantwortlich. Andererseits kann eine übermäßige Menge an LDL-Cholesterin dazu führen, dass sich Plaque an den Arterienwänden ablagert, was zu Herz-Kreislauf-Erkrankungen führen kann. Diese Ablagerungen führen zu einer Verengung der Arterien und behindern den Blutfluss, was wiederum das Risiko von Arteriosklerose und anderen Herz-Kreislauf-Problemen erhöht.

Eine herzgesunde Lebensweise, zu der eine ausgewogene Ernährung mit wenig gesättigten und Transfettsäuren, regelmäßige körperliche Betätigung und ein gesundes Gewicht gehören, ist für die Kontrolle des LDL-Cholesterinspiegels unerlässlich. In einigen Fällen kann der LDL-Cholesterinspiegel mit Hilfe von Medikamenten unter Kontrolle gebracht werden.

2. HDL-Cholesterin (gutes Cholesterin):

HDL-Cholesterin hingegen hat eine Auffangfunktion, d. h. es entfernt überschüssiges Cholesterin aus dem Blutkreislauf und leitet es an die Leber weiter, wo es dann ausgeschieden werden kann. Es besteht ein Zusammenhang zwischen höheren HDL-Werten und einem geringeren Risiko für Herz-Kreislauf-Erkrankungen.

Menschen können ihren HDL-Cholesterinspiegel erhöhen, indem sie sich regelmäßig körperlich betätigen, das Rauchen aufgeben und ihr Gewicht auf einem gesunden Niveau halten. Ein höherer Verzehr von gesunden Fetten, wie sie in Avocados und Olivenöl enthalten sind, kann ebenfalls zu höheren HDL-Werten im Blut beitragen.

Empfohlene Cholesterinwerte

Richtlinien für ideale Cholesterinwerte werden von der American Heart Association vorgegeben. Diese Werte können je nach den bestehenden Gesundheitsproblemen und Risikofaktoren für jeden Einzelnen unterschiedlich sein. Es ist wichtig zu wissen, dass die Menge an Cholesterin im Blut durch den Wert in Milligramm pro Deziliter (mg/dL) bestimmt wird.

1. Gesamt-Cholesterin:

Ein Gesamtcholesterinwert von weniger als 200 Milligramm pro Deziliter gilt als optimal. Als grenzwertig hoch gelten Werte zwischen 200 und 239 mg/dl, als hoch gelten Werte von 240 mg/dl und mehr.

2. LDL-Cholesterin:

Für das LDL-Cholesterin werden die folgenden Richtlinien empfohlen:

- Optimal: Weniger als 100 mg/dL
- Nahe am Optimum/über dem Optimum: 100-129 mg/dL
- Grenzwertig hoch: 130-159 mg/dL
- Hoch: 160-189 mg/dL
- Sehr hoch: 190 mg/dL und mehr

Bei Personen mit bestehenden kardiovaskulären Erkrankungen oder Diabetes können die LDL-Zielwerte niedriger sein.

3. HDL-Cholesterin:

Die HDL-Cholesterinwerte werden wie folgt kategorisiert:

- Schlecht: weniger als 40 mg/dL
- Besser: 40-59 mg/dL
- Optimal: 60 mg/dL und mehr

Es wird angenommen, dass ein hoher HDL-Spiegel vor Herzkrankheiten schützt.

Für die eigene kardiovaskuläre Gesundheit ist es absolut notwendig, die Bedeutung des Cholesterinmanagements, den Unterschied zwischen LDL- und HDL-Cholesterin und die Notwendigkeit, die empfohlenen Cholesterinwerte einzuhalten, zu kennen. Änderungen in der Lebensweise, wie gesunde Ernährung, regelmäßige Bewegung und Verzicht auf Tabakkonsum, spielen eine entscheidende Rolle bei der Erreichung und Aufrechterhaltung akzeptabler Cholesterinwerte. Die regelmäßige Kontrolle des Cholesterinspiegels und die Konsultation von Fachleuten aus dem Gesundheitswesen sind wesentliche Bestandteile einer umfassenden Strategie für das Cholesterinmanagement, das zum allgemeinen Wohlbefinden beiträgt und das Risiko von Herz-Kreislauf-Erkrankungen verringert.

Kapitel 3:
Herzgesunde Kochtechniken

Die Überwachung des Cholesterinspiegels ist nur ein Aspekt der Aufrechterhaltung einer gesunden Herzfunktion; ein weiterer Aspekt ist die Art und Weise, wie man seine Nahrung zubereitet und kocht. Ein wesentlicher Bestandteil einer Lebensweise, die dem Herz-Kreislauf-System zugute kommt, ist die Anwendung von herzgesunden Kochmethoden. Dieser Artikel befasst sich mit den Vorteilen des Backens, Grillens, Dampfens und Bratens für die Herzgesundheit sowie mit fettarmen Garmethoden, der Auswahl herzgesunder Öle und Fette und der Auswahl herzgesunder Öle und Fette.

Fettarme Kochmethoden

1. **Dämpfen:**
   - Die schonende Garmethode des Dampfens trägt dazu bei, den Eigengeschmack, die Farben und die Nährstoffe der zubereiteten Lebensmittel zu erhalten.
   - Da es sehr wenig bis fast kein zusätzliches Fett benötigt, ist es eine wunderbare Möglichkeit, herzschonend zu kochen.
   - Das Dämpfen ist eine einfache Methode, die den Nährwert von Lebensmitteln wie Gemüse, Fisch und Huhn erhält und gleichzeitig den Fettgehalt reduziert.
2. **Grillen:**
   - Grillen ist eine gängige Garmethode, die den Speisen einen appetitlichen Rauchgeschmack verleiht. Dieses Aroma kann durch die Verwendung verschiedener Holzarten erreicht werden.
   - Während des Garvorgangs fließt das überschüssige Fett aus dem Fleisch heraus, was zu einem geringeren Gesamtfettgehalt führt.
   - Anstatt Fleisch in fettreichen Soßen zu marinieren, sollten Sie sich für mageres Fleisch entscheiden und es stattdessen mit Kräutern und Gewürzen würzen. Dies wird Ihrer Herzgesundheit helfen.
3. **Backen:**
   - Backen ist eine vielseitige Methode, die nur wenig Fett benötigt.
   - Er eignet sich ideal für die Zubereitung herzgesunder Desserts, wie z. B. Fruchtchips oder Vollkornmuffins.
   - Ersetzen Sie beim Backen gesättigte Fette durch gesündere Alternativen, wie Apfelmus oder zerdrückte Bananen.

4. **Braten:**
   - Das Erhitzen von Lebensmitteln im Ofen, das so genannte Braten, ermöglicht eine Konzentration der Aromen bei gleichzeitiger Minimierung der zugesetzten Fettmenge.
   - Der Geschmack von Gemüse kann verbessert werden, ohne dass der Nährwert darunter leidet, wenn es mit herzfreundlichen Ölen wie Olivenöl geröstet wird.
   - Um das Herz zu schonen, verwenden Sie mageres Rindfleisch und schneiden Sie vor dem Braten das sichtbare Fett weg.

Die Wahl herzgesunder Öle und Fette

1. **Olivenöl:**
   - Olivenöl, das reich an einfach ungesättigten Fettsäuren ist, ist ein wesentlicher Bestandteil der Mittelmeerdiät.
   - Diese Fette tragen nachweislich dazu bei, den Spiegel des "schlechten" LDL-Cholesterins zu senken und gleichzeitig den Spiegel des "guten" HDL-Cholesterins zu erhalten.
   - Für die Zubereitung von Salatdressings und zum Beträufeln sollte natives Olivenöl extra verwendet werden; zum Kochen bei höheren Temperaturen sollte Olivenöl in seiner leichteren Form verwendet werden.
2. **Avocadoöl:**
   - Avocadoöl hat einen feinen Geschmack und enthält eine hohe Konzentration an einfach ungesättigten Fettsäuren.
   - Es ist eine gesunde Alternative zu anderen Speiseölen, da es neben anderen kulinarischen Methoden auch zum Sautieren, Braten und Grillen verwendet werden kann.
3. **Rapsöl:**
   - Rapsöl hat einen relativ geringen Anteil an ungesunden gesättigten Fetten und ist stattdessen reich an Omega-3-Fettsäuren.
   - Da sein Geschmack nicht sehr intensiv ist, eignet er sich für eine Vielzahl von Zubereitungsarten, einschließlich Backen und Sautieren.
4. **Nüsse und Saaten:**
   - Wenn Sie Nüsse und Samen in die Zubereitung von Mahlzeiten einbeziehen, erhalten Sie zusätzliche herzgesunde Fette und wichtige Nährstoffe.
   - Walnüsse, Leinsamen und Chiasamen haben einen hohen Gehalt an Omega-3-Fettsäuren, die in Maßen genossen die Gesundheit des Herzens fördern.
5. **Fetter Fisch:**

- Omega-3-Fettsäuren sind im Überfluss in fettem Fisch wie Lachs, Makrele und Forelle enthalten. Weitere gute Quellen sind Hering und Walnüsse.
- Fisch, der auf dem Grill oder im Ofen zubereitet wird, bewahrt seine herzgesunden Eigenschaften, indem er den Verlust seiner essenziellen Lipide verhindert.

6. **Reduzierung von gesättigten und Transfettsäuren:**
   - Reduzieren Sie Ihren Konsum von gesättigten und Transfetten, die in rotem Fleisch, verarbeiteten Lebensmitteln und in gewerblichen Betrieben gebackenen Produkten zu finden sind.
   - Entscheiden Sie sich für magere Proteine, wie Geflügel ohne Haut, Fisch und Linsen, und wählen Sie ganze, unverarbeitete Lebensmittel anstelle von verpackten oder verarbeiteten Produkten.

Die Einbeziehung von herzgesunden Ölen und Fetten in die tägliche Küche verbessert nicht nur den Geschmack der Mahlzeiten, sondern unterstützt auch die Gesundheit des Herz-Kreislauf-Systems.

Backen, Grillen, Dämpfen und Braten

1. **Backen:**
   - Backen ist eine fantastische Methode für die Zubereitung einer Vielzahl von Gerichten, von Gemüse und Geflügel bis hin zu Süßigkeiten und herzhaften Leckereien.
   - Eine herzgesunde Variante kann durch die Verwendung von Vollkornmehl und Süßungsmitteln wie Honig oder Ahornsirup erreicht werden.
   - Wenn Sie bei Ihren Backwaren Kalorien und Fett einsparen möchten, ohne auf Geschmack zu verzichten, können Sie einen Teil des Fetts in Ihren Lieblingsrezepten durch Fruchtpürees ersetzen.
2. **Grillen:**
   - Das Grillen verleiht den Speisen einen besonderen Geschmack, ohne dass übermäßig viel zusätzliches Fett hinzugefügt wird.
   - Anstatt fettreiche Soßen zu verwenden, sollten Sie Ihr Fleisch und Gemüse in Kräutern, Gewürzen und Zitrussäften marinieren, die gut für Ihr Herz sind.
   - Um den Verzehr von gesättigten Fettsäuren einzuschränken, sollten Sie Fleisch, Geflügel und Fisch wählen, die weniger Fett enthalten.
3. **Dämpfen:**
   - Beim Dämpfen bleiben die natürliche Farbe, die Textur und die Nährstoffe der Lebensmittel erhalten.

- Dämpfen Sie eine Vielzahl von Gemüsesorten, Fisch und sogar Knödel für eine herzgesunde Mahlzeit.
- Verstärken Sie den Geschmack, indem Sie Kräuter, Zitrone oder Knoblauch in das dampfende Wasser geben.

4. **Braten:**

- Das Garen von Lebensmitteln im Ofen bei hohen Temperaturen, das so genannte Braten, ermöglicht die Entfaltung der natürlichen Aromen des Gerichts.
- Um den vollen Geschmack zu entfalten, sollten Sie Gemüse in herzfreundlichen Ölen wie Olivenöl braten.
- Während des Garvorgangs wird empfohlen, das überschüssige Fett vom Fleisch ablaufen zu lassen, indem ein Bratrost verwendet wird.

Eine vorbeugende Maßnahme zur Erhaltung der Gesundheit des Herz-Kreislauf-Systems ist die Anwendung herzfreundlicherer Kochmethoden. Kochmethoden wie Backen, Grillen, Dünsten und Braten können den Nährwert der Mahlzeiten verbessern und gleichzeitig das Risiko von Herzproblemen senken. Zu den fettarmen Garmethoden gehören die Verwendung von Kochmethoden, die weniger Fett verbrauchen, die Auswahl von Ölen und Fetten, die gesünder für das Herz sind, und so weiter. Der Einzelne kann zu einem herzgesunden Lebensstil beitragen, der das allgemeine Wohlbefinden fördert, indem er eine bewusste kulinarische Wahl trifft, die es ihm ermöglicht, nicht nur großartige und sättigende Mahlzeiten zu genießen, sondern auch zu einem herzgesunden Lebensstil beizutragen.

Kapitel 4:
Cholesterinsenkende Inhaltsstoffe

Da ein zu hoher Cholesterinspiegel ein wesentlicher Risikofaktor für Herz-Kreislauf-Erkrankungen ist, ist es für die Gesundheit des Herzens von entscheidender Bedeutung, den Cholesterinspiegel auf dem richtigen Niveau zu halten. Neben der Einnahme von Medikamenten, die zur Regulierung des Cholesterinspiegels verschrieben werden können, kann auch eine Umstellung der Ernährung auf Lebensmittel, die den Cholesterinspiegel auf natürliche Weise senken, eine wichtige Rolle bei der allgemeinen Förderung der Herzgesundheit spielen. In diesem Artikel geht es um drei wichtige Komponenten, die für ihre cholesterinsenkende Wirkung bekannt sind: eine Ernährung mit einem hohen Anteil an löslichen Ballaststoffen, Omega-3-Fettsäuren und pflanzlichen Sterolen und Stanolen. Wir werden jeden dieser Bestandteile eingehend untersuchen.

1. Lebensmittel, die reich an löslichen Ballaststoffen sind:

Eine Art von Ballaststoffen, die als lösliche Ballaststoffe bekannt sind, können in Wasser aufgelöst werden und bilden dann ein gelartiges Material. Es ist erwiesen, dass diese besondere Form von Ballaststoffen eine Reihe von Vorteilen für die Gesundheit bietet, darunter auch eine Senkung des Cholesterinspiegels. Um ihre Funktion erfüllen zu können, müssen sich lösliche Ballaststoffe zunächst an Cholesterinmoleküle im Verdauungstrakt anlagern und so die Aufnahme dieser Moleküle in den Blutkreislauf blockieren.

Zu den Quellen für lösliche Ballaststoffe gehören:

- Hafer und Haferkleie: Hafer ist eine reichhaltige Quelle von Beta-Glucanen, einer Form von löslichen Ballaststoffen, die für ihre cholesterinsenkende Wirkung bekannt sind. Auch Haferkleie ist eine gute Quelle für Betaglucane. Der Verzehr von Haferflocken oder die Aufnahme von Haferkleie in die Ernährung kann dazu beitragen, den LDL-Cholesterinspiegel zu senken, insbesondere in Kombination mit regelmäßiger Bewegung.
- Bohnen, Linsen und Kichererbsen gehören zu den besten Quellen für lösliche Ballaststoffe, die man unter den Hülsenfrüchten finden kann. Sie helfen nicht nur bei der Kontrolle des Cholesterinspiegels, sondern leisten auch einen positiven Beitrag zur allgemeinen Gesundheit des Herzens, indem sie notwendige Mineralien wie Kalium und Magnesium liefern.

- Pektin, eine Art löslicher Ballaststoff, ist in bestimmten Früchten wie Äpfeln, Zitrusfrüchten und Beeren enthalten. Lösliche Ballaststoffe sind in einigen Früchten enthalten. Der regelmäßige Verzehr dieser Früchte kann zu einem herzgesünderen Lebensstil beitragen.
- Gemüse wie Rosenkohl, Süßkartoffeln und Karotten sind alles Beispiele für Gemüse, das lösliche Ballaststoffe enthält. Diese lebendigen Ergänzungen auf Ihrem Teller liefern Ihnen nicht nur Ballaststoffe, sondern auch wichtige Vitamine und Antioxidantien.

2. Quellen für Omega-3-Fettsäuren:

Omega-3-Fettsäuren sind eine Sorte mehrfach ungesättigter Fette, die für ihre herzschützenden Eigenschaften bekannt sind. Diese essentiellen Fettsäuren tragen nachweislich zur Senkung des Triglyceridspiegels im Blut bei und können auch einen geringen Einfluss auf den LDL-Cholesterinspiegel haben.

Zu den Quellen für Omega-3-Fettsäuren gehören:

- Omega-3-Fettsäuren sind in Kaltwasserfischen enthalten Lachs, Makrele, Forelle und Sardinen sind Beispiele für Kaltwasserfische, die reich an Omega-3-Fettsäuren sind. Wenn Sie die Gesundheit Ihres Herzens verbessern wollen, sollten Sie versuchen, mindestens zwei Portionen dieser Fische pro Woche zu verzehren.
- Diese winzigen Samen gehören zu den besten pflanzlichen Quellen von Alpha-Linolensäure (ALA), einer Form der Omega-3-Fettsäure. Leinsamen und Chiasamen enthalten beide viel ALA. Sie können die Aufnahme von Omega-3-Fettsäuren erhöhen, indem Sie Leinsamen oder Chiasamen in Joghurt, Smoothies oder Salate geben.
- Walnüsse: Walnüsse sind eine angenehme und einfache Versorgung mit Omega-3-Fettsäuren. Walnüsse sind auch eine gute Quelle für Omega-6-Fettsäuren. Eine Möglichkeit, ein gesundes Herz zu erhalten, besteht darin, eine Handvoll Walnüsse als Snack zu knabbern oder sie in die Mahlzeiten einzubauen.
- Nahrungsergänzungsmittel mit Algenöl: Personen, die sich vegetarisch oder vegan ernähren, können die Vorteile von Nahrungsergänzungsmitteln mit Algenöl nutzen, das aus Algen gewonnen wird. Sowohl Docosahexaensäure (DHA) als auch Eicosapentaensäure (EPA), zwei essenzielle Omega-3-Fettsäuren, können durch die direkte Einnahme dieser Nahrungsergänzungsmittel gewonnen werden.

3. Pflanzensterine und Stanole:

Verbindungen, die als Pflanzensterine und -stanole bekannt sind, kommen natürlich in Pflanzen vor. Von ihrer Gesamtstruktur her sind sie dem Cholesterin ähnlich. Dies erreichen sie, indem sie die Aufnahme von Cholesterin im Verdauungstrakt verhindern, was wiederum zu einer Senkung des LDL-Cholesterinspiegels führt.

Zu den Quellen für Pflanzensterine und -stanole gehören:

- Lebensmittel, die angereichert wurden: Bestimmte Margarinen, Joghurts und Orangensäfte gehören zu den Beispielen von Lebensmitteln, die mit Pflanzensterinen oder Stanolen angereichert wurden. Der Verzehr dieser Verbindungen kann durch die Verfügbarkeit solcher verstärkter Optionen erleichtert werden.
- Nüsse und Samen: Nüsse sind für ihre gesunden Fette bekannt, aber wussten Sie, dass sie auch Spuren von Pflanzensterinen enthalten? Mandeln zum Beispiel sind eine hervorragende Option für einen Snack, der zu einer gesunden Herzfunktion beiträgt.
- Pflanzliche Öle: Einige pflanzliche Öle, wie Sonnenblumenöl und Rapsöl, enthalten bereits von Natur aus Pflanzensterine. Die Aufnahme von Pflanzensterinen in Ihre Ernährung kann durch die Verwendung dieser Öle in Ihren kulinarischen Zubereitungen wesentlich erleichtert werden.

Eine vorbeugende Maßnahme zum Schutz der Herzgesundheit besteht darin, die Ernährung so umzustellen, dass sie cholesterinsenkende Lebensmittel enthält. Eine ausgewogene und herzgesunde Ernährung sollte Lebensmittel mit einem hohen Anteil an löslichen Ballaststoffen, Omega-3-Fettsäuren sowie pflanzlichen Sterolen und Stanolen enthalten. Diese Arten von Lebensmitteln bieten eine Vielzahl von Alternativen. Es ist wichtig zu bedenken, dass Lebensstilfaktoren wie ein gesundes Gewicht und regelmäßige körperliche Betätigung ebenfalls zur allgemeinen Herz-Kreislauf-Gesundheit beitragen. Es wird empfohlen, vor einer Ernährungsumstellung zunächst mit einem Arzt zu sprechen, um eine individuelle Beratung zu erhalten, die auf Ihre speziellen gesundheitlichen Bedürfnisse zugeschnitten ist.

Kapitel 5:
Frühstücksverstärker

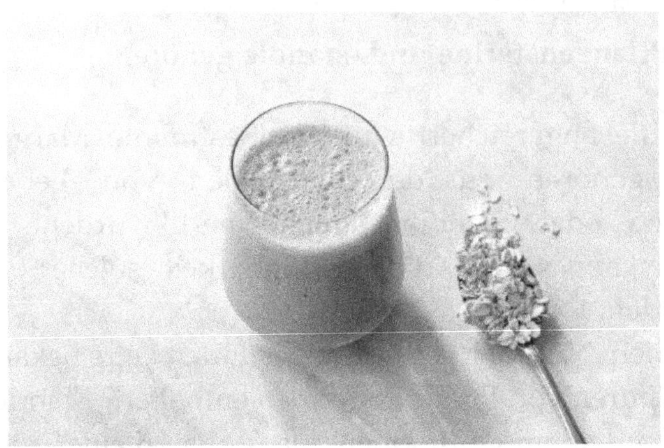

- Vorbereitung: 5 min
- Garen: 10 min
- Dient: 1

Zutaten:

- 100 g altmodische Haferflocken
- 250 g Magermilch
- 2,5 g Zimt
- 15 g Honig
- 50 g gehobelte Mandeln.

Wegbeschreibung:

1. Haferflocken sollten in Milch gekocht werden, bis sie cremig werden.
2. Zimt und Honig einrühren und mit gehobelten Mandeln bestreuen.

Ernährung:

- Kcal: 280
- Eiweiß: 10g

- Fett: 8g
- Kohlenhydrate: 40g

2. Beeren-Grünkohl-Cholesterin-Brecher

- Vorbereitung: 5 min
- Garen: 0 min
- Reicht für: 2

Zutaten:

- 250 g Grünkohl
- 100 g Heidelbeeren
- 100 g Himbeeren
- 15 g Chiasamen
- 250 g Wasser

Wegbeschreibung:

1. Grünkohl, Beeren, Chiasamen und Wasser pürieren, bis alles glatt ist.

Ernährung:

- Kcal: 120
- Eiweiß: 5g
- Fett: 4g
- Kohlenhydrate: 20g

3. Quinoa-Bananen-Pfannkuchen

- Vorbereitung: 15 min
- Garen: 10 min
- Reicht für: 4

Zutaten:

- 250 g gekochte Quinoa
- 2 reife Bananen, püriert

- 2 Eier
- 5 g Vanilleextrakt
- 2,5 g Backpulver

Wegbeschreibung:

1. Bananenpüree, Quinoa, Eier, Vanille und Backpulver in einer Rührschüssel vermischen.
2. Auf einer Grillplatte zubereiten, bis er eine goldene Farbe annimmt.

Ernährung:

- Kcal: 180
- Eiweiß: 8g
- Fett: 5g
- Kohlenhydrate: 30g

4. Grüner Tee Detox Smoothie

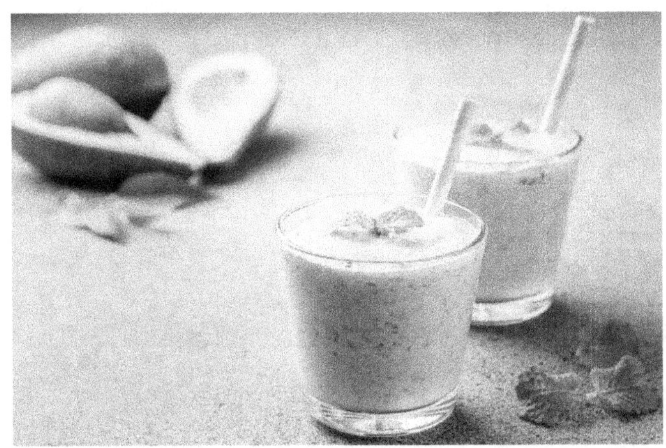

- Vorbereitung: 5 min
- Garen: 0 min
- Reicht für: 2

Zutaten:

- 250 g gebrühter grüner Tee, abgekühlt
- 1/2 Salatgurke, geschält

- 1/2 Avocado
- 15 g frische Minzblätter
- 15 g Leinsamen

Wegbeschreibung:

1. Grüner Tee, Gurke, Avocado und Minze sollten zusammen mit den Leinsamen püriert werden, bis sie glatt sind.

Ernährung:

- Kcal: 150
- Eiweiß: 5g
- Fett: 9g
- Kohlenhydrate: 15g

5. Apfel-Zimt-Vollkornwaffeln

- Vorbereitung: 10 min
- Garen: 10 min
- Reicht für: 3

Zutaten:

- 250 g Vollkornwaffelmischung
- 1/2 Apfel, gerieben
- 50 g gehackte Walnüsse
- 250 g Mandelmilch

Wegbeschreibung:

1. Waffelmischung, geriebener Apfel, gehackte Walnüsse und Mandelmilch sollten gründlich vermischt werden.
2. Waffeleisen kochen, bis die Waffeln goldbraun sind.

Ernährung:

- Kcal: 200
- Eiweiß: 7g

- Fett: 8g
- Kohlenhydrate: 28g

6. Heidelbeer-Spinat-Power-Smoothie

- Vorbereitung: 5 min
- Garen: 0 min
- Reicht für: 2

Zutaten:

- 250 g Spinat
- 100 g Heidelbeeren
- 1/2 Banane
- 15 g Hanfsamen
- 250 g ungesüßte Sojamilch

Wegbeschreibung:

1. Spinat, Blaubeeren, Banane und Hanfsamen sollten zusammen mit der Sojamilch so lange püriert werden, bis sie völlig glatt sind.

Ernährung:

- Kcal: 160
- Eiweiß: 7g
- Fett: 6g
- Kohlenhydrate: 22g

7. Chia-Samen-Pudding-Parfait

- Zubereitung: 5 Minuten (plus Einweichen über Nacht)
- Garen: 0 min
- Reicht für: 2

Zutaten:

- 50 g Chiasamen
- 250 g Kokosnussmilch
- 100 g Mango-Stücke
- 50 g Müsli

Wegbeschreibung:

1. Chiasamen und Kokosmilch in einer Rührschüssel vermengen. Über Nacht in den Kühlschrank stellen.
2. Chia-Pudding, Mangostücke und Granola sollten geschichtet und am Morgen serviert werden.

Ernährung:

- Kcal: 220
- Eiweiß: 6g
- Fett: 12g
- Kohlenhydrate: 24g

8. Süßkartoffel-Kuchen-Pfannkuchen

- Vorbereitung: 15 min
- Garen: 15 min
- Reicht für: 4

Zutaten:

- 250 g Süßkartoffelpüree
- 250 g Weizenvollkornmehl
- 2 Eier
- 5 g Kürbiskuchengewürz
- 250 g Buttermilch

Wegbeschreibung:

1. Kürbiskuchengewürz, Süßkartoffelpüree, Vollkornmehl, Eier und Buttermilch in einer Rührschüssel vermischen.
2. Auf einer Grillplatte zubereiten, bis sie ganz durchgebraten sind.

Ernährung:

- Kcal: 190
- Eiweiß: 9g
- Fett: 5g
- Kohlenhydrate: 28g

9. Granatapfel-Grüntee-Smoothie

- Vorbereitung: 5 min
- Garen: 0 min
- Reicht für: 2

Zutaten:

- 250 g gebrühter grüner Tee, abgekühlt
- 100 g Granatapfelkerne
- 100 g griechischer Joghurt
- 15 g Honig

Wegbeschreibung:

1. Honig, griechischer Joghurt, Granatapfelkerne und grüner Tee sollten miteinander vermischt werden, bis sie glatt sind.

Ernährung:

- Kcal: 140
- Eiweiß: 7g
- Fett: 4g
- Kohlenhydrate: 20g

- Vorbereitung: 10 min
- Garen: 20 min
- Reicht für: 12

Zutaten:

- 500 g Haferflocken
- 100 g gehackte Walnüsse
- 2 reife Bananen, püriert
- 100 g griechischer Joghurt
- 50 g Honig

Wegbeschreibung:

1. Honig, griechischen Joghurt, Haferflocken, Walnüsse und Bananen in einer Rührschüssel vermengen.
2. Die Mischung in die Muffinförmchen geben und backen, bis sie goldgelb ist.

Ernährung:

- Kcal: 160
- Eiweiß: 5g
- Fett: 8g
- Kohlenhydrate: 20g

11. Frühstücks-Wrap mit Avocado und Tomate

- Vorbereitung : 8 min
- Garen: 5 min
- Reicht für: 2

Zutaten:

- 2 Vollkorn-Wraps
- 1 Avocado, in Scheiben geschnitten
- 1 Tomate, in Scheiben geschnitten

- 2 Eier, Rührei
- Salz und Pfeffer nach Geschmack

Wegbeschreibung:

1. Die Wraps können mit Avocadoscheiben, Tomaten und Rührei gefüllt werden. Vor dem Servieren etwas Salz und Pfeffer hinzufügen.

Ernährung:

- Kcal: 250
- Eiweiß: 12g
- Fett: 14g
- Kohlenhydrate: 22g

12. Schokoladen-Bananen-Protein-Pfannkuchen

- Vorbereitung: 10 min
- Garen: 10 min
- Reicht für: 3

Zutaten:

- 250 g Vollkorn-Pfannkuchenmischung
- 100 g Schokoladenproteinpulver
- 1 Banane, zerdrückt
- 250 g Wasser

Wegbeschreibung:

1. Pfannkuchenmischung, Proteinpulver, zerdrückte Bananen und Wasser sollten miteinander vermischt werden.
2. Zum Fertiggaren auf einer Grillplatte zubereiten.

Ernährung:

- Kcal: 220
- Eiweiß: 10g
- Fett: 6g

- Kohlenhydrate: 30g

13. Orangen-Mandel-Chia-Pudding

- Zubereitung: 5 Minuten (plus Einweichen über Nacht)
- Garen: 0 min
- Reicht für: 2

Zutaten:

- 50 g Chiasamen
- 250 g Mandelmilch
- 1 Orange, in Scheiben geschnitten
- 30 g gehobelte Mandeln

Wegbeschreibung:

1. Chiasamen und Mandelmilch miteinander vermischen. Über Nacht in den Kühlschrank stellen.
2. Orangenspalten und gehobelte Mandeln sind ein köstlicher Belag für Chia-Pudding.

Ernährung:

- Kcal: 180
- Eiweiß: 6g
- Fett: 9g
- Kohlenhydrate: 22g

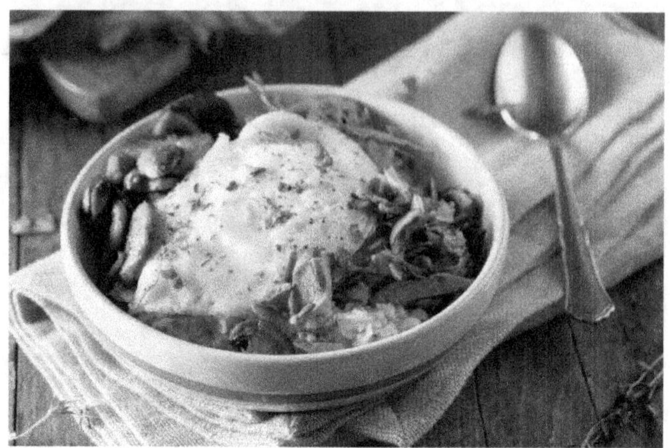

- Vorbereitung: 5 min
- Garen: 10 min
- Dient: 1

Zutaten:

- 100 g altmodische Haferflocken
- 250 g Gemüsebrühe
- 250 g Spinat
- 100 g in Scheiben geschnittene Champignons
- 15 g Parmesankäse

Wegbeschreibung:

1. Die Haferflocken sollten in Gemüsebrühe gekocht werden. Den Spinat und die Pilze hinzufügen und umrühren.
2. Etwas geriebenen Parmesankäse darüber geben.

Ernährung:

- Kcal: 220
- Eiweiß: 8g
- Fett: 7g
- Kohlenhydrate: 30g

- Vorbereitung: 5 min
- Garen: 0 min
- Reicht für: 2

Zutaten:

- 250 g gefrorene Himbeeren
- 100 g Kokosnussmilch
- 30 g Chiasamen
- Garnierung: Kokosraspeln, frische Himbeeren

Wegbeschreibung:

1. Die Himbeeren, die Kokosmilch und die Chia-Samen mit dem Mixer glatt rühren.
2. Die Mischung auf Schüsseln verteilen und mit Kokosraspeln und frischen Himbeeren garnieren.

Ernährung:

- Kcal: 160
- Eiweiß: 5g
- Fett: 8g
- Kohlenhydrate: 20g

Kapitel 6:
Köstlichkeiten zur Mittagszeit

- Vorbereitung: 10 min
- Garen: 0 min
- Reicht für: 4

Zutaten:

- 6 Tassen gemischter Blattsalat
- 250 g Kirschtomaten, halbiert
- 1 Salatgurke, in Scheiben geschnitten
- 100 g Fetakäse, zerkrümelt
- 50 g Sonnenblumenkerne
- Für das Dressing: 45 ml Olivenöl, 30 ml Orangensaft, 15 g Balsamico-Essig, Salz und Pfeffer nach Geschmack

Wegbeschreibung:

1. Das Salatgemüse, die Kirschtomaten, die Gurke, den Fetakäse und die Sonnenblumenkerne in eine große Schüssel geben und alles miteinander vermischen.
2. Olivenöl, Orangensaft, Balsamico-Essig, Salz und Pfeffer werden in einer kleinen Schüssel mit einem Schneebesen verrührt.
3. Nachdem Sie das Dressing über den Salat geträufelt haben, schwenken Sie ihn, damit sich die Zutaten gleichmäßig verteilen.

Ernährung:

- Kcal: 180
- Eiweiß: 5g
- Fett: 14g
- Kohlenhydrate: 10g

- Vorbereitung: 15 min
- Garen: 10 min
- Reicht für: 2

Zutaten:

- 2 Vollkorn-Wraps
- 1 gegrillte Hähnchenbrust, in Scheiben geschnitten
- 1 Avocado, in Scheiben geschnitten
- 250 g gemischtes Grünzeug
- 50 g griechischer Joghurt
- Salz und Pfeffer nach Geschmack

Wegbeschreibung:

1. Legen Sie die Vollkornwraps auf einen Teller, schneiden Sie das gegrillte Hähnchen und die Avocado in Scheiben und verteilen Sie beides gleichmäßig auf die Wraps.
2. Griechischer Joghurt, mit Salz und Pfeffer gewürzt, sollte vor dem Servieren über die Füllungen geträufelt werden.
3. Nachdem sie gut gerollt wurden, werden die Wraps in zwei Hälften geteilt und serviert.

Ernährung:

- Kcal: 380
- Eiweiß: 25g
- Fett: 18g
- Kohlenhydrate: 30g

18. Schüssel mit Quinoa und schwarzen Bohnen

- Vorbereitung: 15 min
- Garen: 15 min
- Reicht für: 3

Zutaten:

- 250 g Quinoa, gekocht
- 1 Dose schwarze Bohnen, abgetropft und abgespült
- 250 g Maiskörner
- 1 Paprika, gewürfelt
- 100 g Koriander, gehackt
- Für das Dressing: 30 ml Olivenöl, 1 Limette (entsaften), 5 g Kreuzkümmel, Salz und Pfeffer nach Geschmack

Wegbeschreibung:

1. Gekochte Quinoa, schwarze Bohnen, Mais, Paprika und Koriander in einer großen Schüssel mischen.
2. Olivenöl, Limettensaft, Kreuzkümmel, Salz und Pfeffer in einer kleinen Schüssel mit einem Schneebesen verrühren.
3. Nachdem Sie das Dressing über die Quinoa-Mischung gegossen haben, rühren Sie alles gründlich um.

Ernährung:

- Kcal: 320
- Eiweiß: 12g
- Fett: 10g
- Kohlenhydrate: 50g

19. Salat aus Thunfisch und Kichererbsen

- Vorbereitung: 10 min
- Garen: 0 min
- Reicht für: 2

Zutaten:

- 1 Dose Thunfisch, abgetropft
- 1 Dose Kichererbsen, abgetropft und abgespült
- 1 Salatgurke, gewürfelt
- 1/2 rote Zwiebel, fein gewürfelt

- 30 ml Olivenöl
- 1 Zitrone (saftig)
- Salz und Pfeffer nach Geschmack

Wegbeschreibung:

1. Thunfisch, Kichererbsen, Gurken und rote Zwiebeln sollten in einer großen Schüssel vermischt werden.
2. Nachdem Sie den Salat mit Olivenöl und Zitronensaft beträufelt haben, schmecken Sie ihn mit Salz und Pfeffer ab.
3. Alles vorsichtig durchschwenken, bis es gleichmäßig verteilt ist.

Ernährung:

- Kcal: 320
- Eiweiß: 20g
- Fett: 15g
- Kohlenhydrate: 25g

20. Wrap mit Gemüse und Hummus

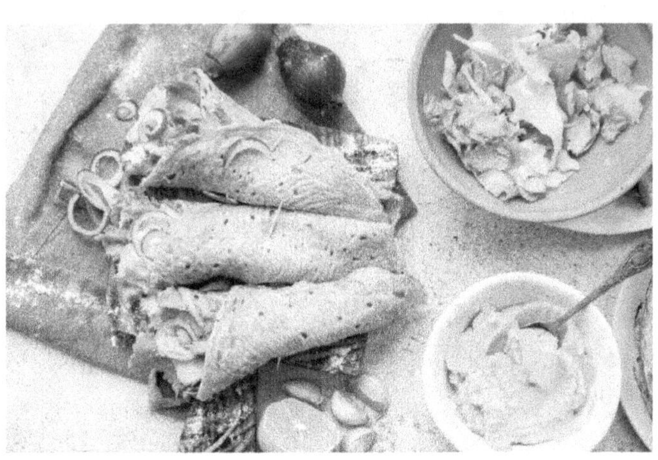

- Vorbereitung: 10 min
- Garen: 0 min
- Reicht für: 2

Zutaten:

- 2 Vollkorn-Wraps
- 100 g Hummus
- 250 g Babyspinat
- 1 Paprika, in dünne Scheiben geschnitten
- 1 Karotte, in Juliennestücke geschnitten
- 50 g Fetakäse, zerkrümelt

Wegbeschreibung:

1. Verteilen Sie eine gleichmäßige Schicht Hummus auf der Oberfläche jedes Vollkornwraps.
2. Lagenweise Babyspinat, in Scheiben geschnittene Paprika, in Julienneschnitte geschnittene Möhren und zerbröckelten Fetakäse hinzufügen.
3. Nachdem sie gut gerollt wurden, werden die Wraps in zwei Hälften geteilt und serviert.

Ernährung:

- Kcal: 250
- Eiweiß: 8g
- Fett: 12g
- Kohlenhydrate: 30g

21. Gebratener Brokkoli mit Huhn

- Vorbereitung: 15 min
- Garen: 10 min
- Reicht für: 4

Zutaten:

- 2 Hühnerbrüste, in dünne Scheiben geschnitten
- 500 g Brokkoli-Röschen
- 1 Paprika, in Scheiben geschnitten
- 1 Karotte, in dünne Scheiben geschnitten
- 30 ml Sojasauce

- 15 g Sesamöl
- 5 g Ingwer, gehackt
- 2 Knoblauchzehen, gehackt

Wegbeschreibung:

1. Das Hähnchen in einer großen Pfanne anbraten, bis es vollständig durchgebraten ist.
2. Brokkoliröschen, rote Paprika, Karotten, Ingwer, Knoblauch, Sojasauce und Sesamöl hinzufügen. Das Gemüse unter Rühren braten, bis es knackig-zart ist.

Ernährung:

- Kcal: 280
- Eiweiß: 30g
- Fett: 10g
- Kohlenhydrate: 18g

22. Mediterraner Kichererbsensalat

- Vorbereitung: 10 min
- Garen: 0 min
- Reicht für: 3

Zutaten:

- 1 Dose Kichererbsen, vor dem Servieren abgetropft und gewaschen
- 250 Gramm Kirschtomaten
- eine halbierte Salatgurke
- eine halbe rote Zwiebel, gewürfelt und zerkleinert
- fünfzig Gramm Kalamata-Oliven in Scheiben geschnitten.
- Für die Garnitur: 45 Milliliter Olivenöl, 15 Milliliter Rotweinessig, 5 Milliliter getrockneter Oregano und eine Menge Salz und Pfeffer nach Geschmack

Wegbeschreibung:

1. Alle Zutaten für den Salat in einer großen Schüssel vermengen: Kichererbsen, Kirschtomaten, Gurken, rote Zwiebeln und Kalamata-Oliven.

2. Olivenöl, Rotweinessig, getrockneter Oregano, Salz und Pfeffer werden in einer kleinen Schüssel mit einem Schneebesen verrührt.
3. Nachdem Sie das Dressing über den Salat geträufelt haben, rühren Sie die Zutaten vorsichtig zusammen.

Ernährung:

- Kcal: 240
- Eiweiß: 8g
- Fett: 12g
- Kohlenhydrate: 28g

23. Gefüllte Paprikaschoten mit Truthahn und Quinoa

- Vorbereitung: 20 min
- Garen: 25 min
- Reicht für: 4

Zutaten:

- 4 Paprikaschoten, halbiert
- 1 Pfund Putenhackfleisch
- 250 g gekochte Quinoa
- 250 g schwarze Bohnen, abgetropft und abgespült
- 250 g Maiskörner
- 250 g Salsa
- 250 g geriebener Cheddar-Käse

Wegbeschreibung:

1. Den Ofen auf 375 Grad Fahrenheit (190 Grad Celsius) vorheizen.
2. Das Putenhackfleisch in einer Pfanne anbraten, bis es gebräunt ist. Quinoa, schwarze Bohnen, Mais und Salsa nach dem Garen miteinander vermischen.
3. Geben Sie etwas von der Putenmischung in die Paprikahälften und streuen Sie dann etwas geriebenen Cheddar-Käse darüber.
4. Etwa 25 Minuten backen, oder bis die Paprika die gewünschte Zartheit erreicht hat.

Ernährung:

- Kcal: 420
- Eiweiß: 28g
- Fett: 15g
- Kohlenhydrate: 40g

24. Mit Spinat und Feta gefüllte Hähnchenbrust

- Vorbereitung: 15 min
- Garen: 25 min
- Reicht für: 2

Zutaten:

- 2 Hühnerbrüste
- 500 g frischer Spinat
- 100 g Fetakäse, zerkrümelt
- 5 g Olivenöl
- 5 g Knoblauchpulver
- Salz und Pfeffer nach Geschmack

Wegbeschreibung:

1. Den Ofen auf 375 Grad Fahrenheit (190 Grad Celsius) vorheizen.
2. Die Hähnchenbrüste mit frischem Spinat und zerbröckeltem Fetakäse füllen, mit Schmetterlingen belegen und nach Anleitung zubereiten.
3. Das Huhn sollte mit Knoblauchpulver, Salz und Pfeffer gewürzt werden, bevor es mit Olivenöl beträufelt und gegart wird.
4. Backen Sie das Hähnchen 25 Minuten lang, oder bis es eine Innentemperatur von 165 Grad erreicht hat.

Ernährung:

- Kcal: 320
- Eiweiß: 40g
- Fett: 12g
- Kohlenhydrate: 10g

- Vorbereitung: 15 min
- Garen: 15 min
- Reicht für: 3

Zutaten:

- 2 mittelgroße Süßkartoffeln, gerieben
- 1 Dose schwarze Bohnen, abgetropft und abgespült
- 250 g Maiskörner
- 250 g geriebener Pepper-Jack-Käse
- 6 Vollkorntortillas
- 1 Avocado, in Scheiben geschnitten

Wegbeschreibung:

1. Geriebene Süßkartoffeln, schwarze Bohnen und Mais sollten zusammen mit geriebenem Pepper-Jack-Käse in einer Schüssel vermischt werden.
2. Die Mischung auf drei der Tortillas verteilen, dann mit den Avocadoscheiben belegen und mit den restlichen Tortillas abdecken.
3. Auf einer Grillplatte oder in einer Pfanne zubereiten, bis die Tortillas eine goldbraune Farbe angenommen haben und der Käse geschmolzen ist.

Ernährung:

- Kcal: 380
- Eiweiß: 15g
- Fett: 18g
- Kohlenhydrate: 45g

Kapitel 7:
Abendessen für ein gesundes Herz

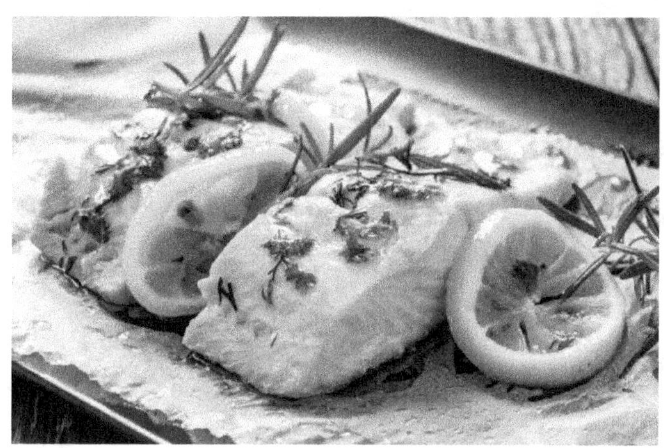

- Zubereitungszeit: 10 min
- Kochzeit: 15 min
- Portion: 2

Zutaten:

- 400 g Lachsfilets
- 30 ml Olivenöl
- 2 Knoblauchzehen, gehackt
- 1 Zitrone, in Scheiben geschnitten
- Salz und Pfeffer nach Geschmack

Wegbeschreibung:

1. Bereiten Sie den Grill vor, indem Sie ihn auf eine mittelhohe Temperatur vorheizen.
2. Den gehackten Knoblauch, Salz und Pfeffer zusammen mit dem Olivenöl in einer kleinen Schüssel vermengen.
3. Die Lachsfilets werden mit der Knoblauchmischung bestrichen und dann mit Zitronenscheiben belegt.

4. Den Lachs auf dem Grill sechs bis acht Minuten pro Seite garen, oder bis er leicht abblättert.
5. Omega-3-Fettsäuren sind gut für Ihr Herz, also servieren Sie ihn heiß!

Ernährung:

- Kcal: 280
- Eiweiß: 30 g
- Fett: 18 g
- Kohlenhydrate: 2 g

27. Gefüllte Paprikaschoten mit Quinoa und Gemüse

- Zubereitungszeit: 15 min
- Kochzeit: 25 min
- Portion: 4

Zutaten:

- 200 g Quinoa, gekocht
- 4 Paprikaschoten, halbiert
- 250 g schwarze Bohnen, abgetropft und abgespült
- 150 g Maiskörner
- 250 g Kirschtomaten, halbiert
- 30 ml Olivenöl
- 5 g Kreuzkümmel
- Salz und Pfeffer nach Geschmack

Wegbeschreibung:

1. Drehen Sie die Temperatur des Ofens auf 375 Grad Fahrenheit (190 Grad Celsius).
2. Quinoa, schwarze Bohnen, Mais, Kirschtomaten, Olivenöl und Kreuzkümmel in einer großen Schüssel vermengen. Mit Salz und Pfeffer abschmecken.
3. Die Paprikaschoten mit der Quinoa-Mischung füllen und in den Ofen schieben.
4. 20 bis 25 Minuten backen, oder bis die Paprika die gewünschte Zartheit erreicht hat.
5. Warm serviert ist es eine ballaststoffreiche und herzfreundliche Mahlzeit!

Ernährung:

- Kcal: 320
- Eiweiß: 12 g
- Fett: 10 g
- Kohlenhydrate: 50 g

28. Mit Kräutern gebratene Hähnchenbrust mit Süßkartoffeln

- Zubereitungszeit: 10 min
- Kochzeit: 30 min
- Portion: 2

Zutaten:

- 400 g Hühnerbrust
- 500 g Süßkartoffeln, gewürfelt
- 30 ml Olivenöl
- 5 g Rosmarin
- 5 g Thymian
- Salz und Pfeffer nach Geschmack

Wegbeschreibung:

1. Drehen Sie die Temperatur des Ofens auf 400 Grad Fahrenheit (200 Grad Celsius).
2. Hähnchenbrüste und Süßkartoffeln in einer einzigen Schicht auf einem Backblech anordnen.
3. Mit Olivenöl beträufeln, dann mit Salz, Pfeffer, Rosmarin und Thymian sowie Rosmarin würzen.
4. Braten Sie das Huhn etwa 25 bis 30 Minuten oder bis es ganz durch ist.
5. Essen Sie ein Mittagessen, das gut für Ihr Herz ist und viel Eiweiß enthält!

Ernährung:

- Kcal: 380
- Eiweiß: 40 g
- Fett: 15 g
- Kohlenhydrate: 25 g

- Zubereitungszeit: 15 min
- Kochzeit: 40 min
- Portion: 6

Zutaten:

- 250 g Linsen, abgespült
- 200 g Spinat, gewürfelt
- 1 Zwiebel, gewürfelt
- 2 Möhren, gewürfelt
- 2 Knoblauchzehen, gehackt
- 1 Liter Gemüsebrühe
- 15 ml Olivenöl
- 5 g Kreuzkümmel
- Salz und Pfeffer nach Geschmack

Wegbeschreibung:

1. In einem großen Topf das Olivenöl erhitzen und die Zwiebeln, Karotten und den Knoblauch anbraten, bis das Gemüse weich ist.
2. Jetzt die Linsen, den Spinat, den Kreuzkümmel und die Gewürze hinzufügen. Gründlich mischen.
3. Nach dem Hinzufügen der Gemüsebrühe die Hitze reduzieren, um ein Köcheln zu erreichen.
4. Dreißig bis vierzig Minuten kochen, oder bis die Linsen die gewünschte Zartheit erreicht haben.
5. Servieren Sie sie heiß und freuen Sie sich über eine herzgesunde, ballaststoffreiche Suppe!

Ernährung:

- Kcal: 220
- Eiweiß: 12 g
- Fett: 5 g
- Kohlenhydrate: 35 g

- Zubereitungszeit: 10 min
- Kochzeit: 20 min
- Portion: 2

Zutaten:

- 400 g Kabeljaufilets
- 200 g Kirschtomaten, halbiert
- 150 g Zucchini, in Scheiben geschnitten
- 100 g schwarze Oliven, in Scheiben geschnitten
- 30 ml Olivenöl
- 2 Knoblauchzehen, gehackt
- 5 g Oregano
- Salz und Pfeffer nach Geschmack

Wegbeschreibung:

1. Drehen Sie die Temperatur des Ofens auf 375 Grad Fahrenheit (190 Grad Celsius).
2. Die Kabeljaufilets werden auf eine Auflaufform gelegt und von Kirschtomaten, Zucchini und Oliven begleitet.
3. Den gehackten Knoblauch, Oregano, Salz und Pfeffer zusammen mit dem Olivenöl in einer kleinen Schüssel vermengen.
4. Die Mischung sollte über den Kabeljau und das Gemüse geträufelt werden.
5. Den Kabeljau und das Gemüse ca. 15-20 Minuten backen, bis der Kabeljau blättrig ist und das Gemüse weich ist.
6. Genießen Sie ein herzhaftes Gericht aus dem Mittelmeerraum, das gut für Ihr Herz ist!

Ernährung:

- Kcal: 280
- Eiweiß: 30 g
- Fett: 15 g
- Kohlenhydrate: 10 g

- Zubereitungszeit: 15 min
- Kochzeit: 15 min
- Portion: 4

Zutaten:

- 400 g Kichererbsen, abgetropft und abgespült
- 200 g Brokkoli-Röschen
- 150 g Paprikaschoten, in Scheiben geschnitten
- 100 g Zuckerschoten
- 1 Karotte, in Juliennestücke geschnitten
- 30 ml Sojasauce
- 15 ml Sesamöl
- 2 Knoblauchzehen, gehackt
- 5 g Ingwer, gerieben

Wegbeschreibung:

1. Knoblauch und Ingwer sollten in Sesamöl in einem Wok oder einer anderen großen Pfanne gekocht werden.
2. Geben Sie Blumenkohl, rote und grüne Paprika, Zuckerschoten und Karotten in das Gericht. Kochen Sie das Gemüse in einer Pfanne, bis es knackig-zart ist.
3. Geben Sie einige Kichererbsen und Sojasauce in das Gericht. Weitere drei bis fünf Minuten kochen lassen.
4. Sofort servieren, um ein proteinreiches und herzfreundliches Pfannengericht zu erhalten!

Ernährung:

- Kcal: 320
- Eiweiß: 15 g
- Fett: 10 g
- Kohlenhydrate: 45 g

- Zubereitungszeit: 20 min
- Kochzeit: 25 min
- Portion: 4

Zutaten:

- 400 g mageres Putenhackfleisch
- 200 g Quinoa, gekocht
- 4 Paprikaschoten, halbiert
- 1 Zwiebel, gewürfelt
- 1 Dose (400 g) gewürfelte Tomaten
- 5 g Kreuzkümmel
- 5 g Chilipulver
- Salz und Pfeffer nach Geschmack

Wegbeschreibung:

1. Drehen Sie die Temperatur des Ofens auf 375 Grad Fahrenheit (190 Grad Celsius).
2. Das Putenhackfleisch und die Zwiebeln in einer Pfanne anbraten, bis das Putenfleisch gebräunt ist.
3. Kreuzkümmel, Chilipulver, Salz und Pfeffer zusammen mit den Tomatenwürfeln und der gekochten Quinoa untermischen. Gründlich vermischen.
4. Die Paprikaschoten mit der Kombination aus Putenhackfleisch und Quinoa füllen.
5. 20 bis 25 Minuten backen, oder bis die Paprika die gewünschte Zartheit erreicht hat.
6. Essen Sie eine Mahlzeit, die gut für Ihr Herz ist und viel Eiweiß enthält!

Ernährung:

- Kcal: 340
- Eiweiß: 25 g
- Fett: 10 g
- Kohlenhydrate: 40 g

- Zubereitungszeit: 15 min
- Kochzeit: 30 min
- Portion: 2

Zutaten:

- 400 g Hühnerbrust
- 200 g Spinat, gewürfelt
- 100 g Fetakäse, zerkrümelt
- 2 Knoblauchzehen, gehackt
- 15 ml Olivenöl
- 5 g Oregano
- Salz und Pfeffer nach Geschmack

Wegbeschreibung:

1. Drehen Sie die Temperatur des Ofens auf 375 Grad Fahrenheit (190 Grad Celsius).
2. Gehackten Spinat, Feta, gehackten Knoblauch, Oregano und je eine Prise Salz und Pfeffer in einer Schüssel vermengen.
3. In jede Hähnchenbrust sollte eine Tasche geschnitten werden, die dann mit der Spinat-Feta-Mischung gefüllt werden kann.
4. Das Hähnchen sollte mit extra Salz und Pfeffer gewürzt und mit Olivenöl beträufelt werden.
5. Backen Sie das Hähnchen 25 bis 30 Minuten oder bis es eine Innentemperatur von 165 Grad erreicht hat.
6. Essen Sie etwas Leckeres, das auch gut für Ihr Herz ist!

Ernährung:

- Kcal: 320
- Eiweiß: 35 g
- Fett: 15 g
- Kohlenhydrate: 10 g

- Zubereitungszeit: 20 min
- Kochzeit: 40 min
- Portion: 6

Zutaten:

- 1 große Aubergine, in Scheiben geschnitten
- 400 g Kichererbsen, abgetropft und abgespült
- 500 g Tomatensauce
- 200 g Mozzarella-Käse, zerkleinert
- 2 Knoblauchzehen, gehackt
- 15 ml Olivenöl
- 5 g getrocknetes Basilikum
- Salz und Pfeffer nach Geschmack

Wegbeschreibung:

1. Drehen Sie die Temperatur des Ofens auf 375 Grad Fahrenheit (190 Grad Celsius).
2. Der Knoblauch sollte in einer Pfanne mit Olivenöl angebraten werden. Nach Zugabe der Kichererbsen weitere 3-5 Minuten köcheln lassen.
3. Auberginenscheiben, Kichererbsenmischung, Tomatensauce und Mozzarella schichtweise in eine Auflaufform legen.
4. Den Vorgang wiederholen und jede einzelne Schicht mit Salz, Pfeffer und getrocknetem Basilikum würzen.
5. Den Auflauf 35 bis 40 Minuten backen, oder bis der Käse geschmolzen und goldbraun ist, je nachdem, was zuerst eintritt.
6. Lassen Sie sich von einem Gericht satt essen, das gut für Ihr Herz ist!

Ernährung:

- Kcal: 280
- Eiweiß: 15 g
- Fett: 10 g
- Kohlenhydrate: 35 g

- Zubereitungszeit: 15 min
- Kochzeit: 10 min
- Portion: 4

Zutaten:

- 400 g Garnelen, geschält und entdarmt
- 200 g Brokkoli-Röschen
- 150 g Zuckerschoten
- 1 Paprika, in Scheiben geschnitten
- 30 ml Sojasauce
- 15 ml Hoisin-Sauce
- 2 Knoblauchzehen, gehackt
- 5 g Sesamöl

Wegbeschreibung:

1. Garnelen, Knoblauch und Sesamöl zusammen in einem Wok oder einer großen Pfanne bei starker Hitze kochen, bis die Garnelen rosa werden.
2. Geben Sie Zuckerschoten, Brokkoli und Paprika mit in die Mischung. Kochen Sie das Gemüse, bis es gerade weich, aber noch knackig ist.
3. Sojasauce und Hoisin-Sauce in einer Rührschüssel vermengen. Gründlich mischen.
4. Heiß serviert ist es eine schnelle und einfache Mahlzeit, die gut für das Herz ist!

Ernährung:

- Kcal: 240
- Eiweiß: 25 g
- Fett: 8 g
- Kohlenhydrate: 15 g

Kapitel 8:
Beilagen und Snacks

- Vorbereitung: 5 min
- Garen: 10 min
- Reicht für: 4

Zutaten:

- 150 g Mandeln
- 100 g Walnüsse
- 50 g Kürbiskerne
- 50 g Sonnenblumenkerne
- 15 g Olivenöl
- 5 g Meersalz

Wegbeschreibung:

1. Geröstete Mandeln, Walnüsse, Kürbiskerne und Sonnenblumenkerne sollten in einer trockenen Pfanne geröstet werden, bis sie golden werden.
2. Olivenöl und koscheres Salz einrühren, bis die Zutaten gleichmäßig verteilt sind.
3. Lassen Sie das Gericht vor dem Servieren abkühlen.

Ernährung:

- Kcal: 220
- Eiweiß: 8 g
- Fett: 18 g
- Kohlenhydrate: 6 g

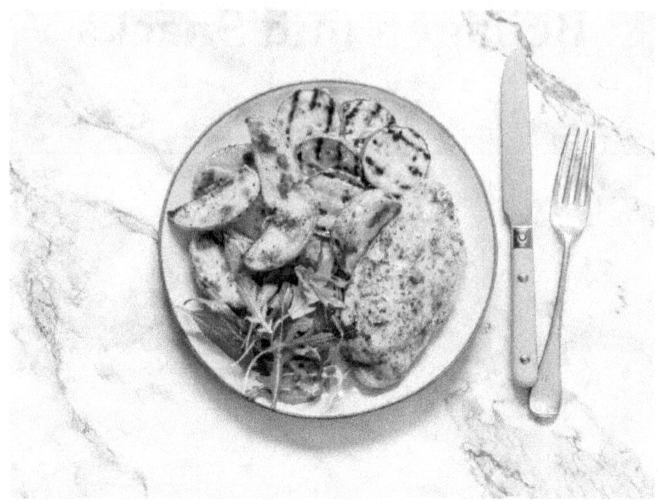

- Vorbereitung: 10 min
- Garen: 25 min
- Reicht für: 3

Zutaten:

- 200 g Kirschtomaten
- 150 g Babymöhren
- 100 g Brokkoli-Röschen
- 30 ml Olivenöl
- 5 g Knoblauchpulver
- Salz und Pfeffer nach Geschmack

Wegbeschreibung:

1. Den Backofen auf 200 Grad Celsius (400 Grad Fahrenheit) vorheizen.
2. Olivenöl, Knoblauchpulver, Salz und Pfeffer sollten vor dem Kochen mit dem Gemüse vermischt werden.
3. Bei Brattemperatur fünfundzwanzig Minuten garen, oder bis das Gemüse weich ist.

Ernährung:

- Kcal: 120

- Eiweiß: 3 g
- Fett: 8 g
- Kohlenhydrate: 12 g

38. Avocado-Hummus ohne Schuldgefühle

- Vorbereitung: 5 min
- Garen: 0 min
- Reicht für: 6

Zutaten:

- 2 reife Avocados
- 1 Dose (400 g) Kichererbsen, abgetropft
- 45 ml Olivenöl
- 2 Knoblauchzehen, gehackt
- Saft von 1 Zitrone
- Salz und Pfeffer nach Geschmack

Wegbeschreibung:

1. Avocados, Kichererbsen, Olivenöl, Knoblauch und Zitronensaft werden in einer Küchenmaschine püriert, bis sie eine cremige Konsistenz haben.
2. Vor dem Servieren etwas Salz und Pfeffer hinzufügen.

Ernährung:

- Kcal: 160
- Eiweiß: 5 g
- Fett: 10 g
- Kohlenhydrate: 15 g

39. Pikanter griechischer Joghurt-Dip

- Vorbereitung: 5 min
- Garen: 0 min
- Reicht für: 4

Zutaten:

- 250 g griechischer Joghurt
- 1 Salatgurke, fein gewürfelt
- 15 g frischer Dill, gehackt
- 1 Knoblauchzehe, gehackt
- Schale von 1 Zitrone
- Salz und Pfeffer nach Geschmack

Wegbeschreibung:

1. Griechischen Joghurt, Gurke, Dill, Knoblauch und die Schale einer Zitrone in einer Rührschüssel vermengen.
2. Vor dem Servieren etwas Salz und Pfeffer hinzufügen.

Ernährung:

- Kcal: 80
- Eiweiß: 7 g
- Fett: 4 g
- Kohlenhydrate: 6 g

40. Pikante Edamame-Schoten

- Vorbereitung : 8 min
- Garen: 5 min
- Reicht für: 4

Zutaten:

- 300 g Edamame-Schoten
- 15 g Sesamöl
- 5 g Chilipulver
- 5 g Sojasauce
- 5 g Sesamkörner

Wegbeschreibung:

1. Die Edamame-Schoten fünf Minuten lang in kochendem Wasser kochen, dann abtropfen lassen.
2. Mit Chilipulver, Sojasauce, Sesam und Öl aus gerösteten Sesamkörnern vermengen.

Ernährung:

- Kcal: 150
- Eiweiß: 12 g
- Fett: 8 g
- Kohlenhydrate: 10 g

41. Geröstete Kichererbsen mit Zimt

- Vorbereitung: 5 min
- Garen: 40 min
- Reicht für: 4

Zutaten:

- 2 Dosen (je 400 g) Kichererbsen, abgetropft
- 30 ml Olivenöl
- 2 Teelöffel gemahlener Zimt
- 15 g Ahornsirup
- Eine Prise Salz

Wegbeschreibung:

1. Den Backofen auf 200 Grad Celsius (400 Grad Fahrenheit) vorheizen.
2. Kichererbsen, Ahornsirup, Zimt und Olivenöl in einer Schüssel vermischen. Mit Salz würzen.
3. Etwa 40 Minuten braten, bis das Gemüse knackig ist.

Ernährung:

- Kcal: 180
- Eiweiß: 8 g

- Fett: 6 g
- Kohlenhydrate: 24 g

42. Rote Bete und Feta-Salat

- Vorbereitung: 15 min
- Garen: 0 min
- Reicht für: 4

Zutaten:

- 300 g geröstete Rüben, gewürfelt
- 150 g Fetakäse, zerkrümelt
- 100 g Babyspinat
- 30 ml Balsamico-Essig
- 15 g Olivenöl
- Salz und Pfeffer nach Geschmack

Wegbeschreibung:

1. Rote Bete, Babyspinat und Feta sollten in einer Schüssel vermischt werden.
2. Balsamico-Essig und Olivenöl können darüber geträufelt werden. Vor dem Servieren etwas Salz und Pfeffer hinzufügen.

Ernährung:

- Kcal: 220
- Eiweiß: 10 g
- Fett: 14 g
- Kohlenhydrate: 15 g

43. Caprese-Spieße

- Vorbereitung: 10 min
- Garen: 0 min
- Reicht für: 4

Zutaten:

- 200 g Kirschtomaten
- 200 g frischer Mozzarella, gewürfelt
- Frische Basilikumblätter
- Balsamico-Glasur zum Beträufeln

Wegbeschreibung:

1. Die Spieße sollten mit Kirschtomaten, Mozzarella und Basilikumblättern zubereitet werden.
2. Vor dem Servieren mit Balsamico-Glasur beträufeln.

Ernährung:

- Kcal: 180
- Eiweiß: 12 g
- Fett: 14 g
- Kohlenhydrate: 4 g

44. Süßkartoffel-Pommes frites

- Vorbereitung: 10 min
- Garen: 25 min
- Reicht für: 3

Zutaten:

- 500 g Süßkartoffeln, in Pommes geschnitten
- 30 ml Olivenöl
- 5 g Paprika
- 5 g Knoblauchpulver
- Salz und Pfeffer nach Geschmack

Wegbeschreibung:

1. Den Backofen auf 220 Grad Celsius (oder 425 Grad Fahrenheit) vorheizen.
2. Olivenöl, Paprika, Knoblauchpulver, Salz und Pfeffer sollten mit den Süßkartoffeln vermischt werden, bevor sie gekocht werden.

3. Fünfundzwanzig Minuten backen, oder bis der Speck knusprig ist.

Ernährung:

- Kcal: 180
- Eiweiß: 2 g
- Fett: 8 g
- Kohlenhydrate: 26 g

45. Mango-Salsa

- Vorbereitung: 10 min
- Garen: 0 min
- Reicht für: 4

Zutaten:

- 2 reife Mangos, gewürfelt
- 1 rote Zwiebel, fein gehackt
- 1 rote Paprika, gewürfelt
- 1 Jalapeño, gehackt
- Saft von 2 Limetten
- Frischer Koriander, gehackt
- Salz nach Geschmack

Wegbeschreibung:

1. Mangos, rote Zwiebeln, rote Paprika, Jalapeo, Limettensaft und Koriander in einer Schüssel vermengen.
2. Nach Geschmack etwas Salz hinzufügen.

Ernährung:

- Kcal: 80
- Eiweiß: 1 g
- Fett: 0 g
- Kohlenhydrate: 20 g

Kapitel 9:
Dekadente Desserts mit einer gesunden Note:

- Vorbereitung: 10 min
- Garen: 0 min
- Reicht für: 4

Zutaten:

- 2 reife Mangos, gewürfelt (400 g)
- 250 g Ananasstückchen
- 500 ml fettarmer griechischer Joghurt
- 30 g Kokosnussraspeln

Wegbeschreibung:

1. Mango- und Ananasstücke in getrennte Gläser geben und schichten.
2. Verteilen Sie gleichmäßig eine großzügige Menge griechischen Joghurt auf dem Obst.
3. Fügen Sie weitere Schichten hinzu, bis das Glas vollständig gefüllt ist.
4. Kokosnussflocken sollten darüber gestreut werden.
5. Sofort servieren und einen Geschmack genießen, der an die Tropen erinnert!

Ernährung:

- Kcal: 120
- Eiweiß: 8 g
- Fett: 2 g
- Kohlenhydrate: 20 g

47. Dekadentes Avocado-Mousse aus Zartbitterschokolade

- Vorbereitung: 15 min
- Garen: 0 min
- Reicht für: 6

Zutaten:

- 3 reife Avocados (450 g)
- 75 g dunkle Schokolade (70% Kakao)
- 60 ml Ahornsirup
- 30 ml Mandelmilch

Wegbeschreibung:

1. Zunächst die Zartbitterschokolade schmelzen und dann leicht abkühlen lassen.
2. Avocados, geschmolzene Schokolade, Ahornsirup und Mandelmilch sollten in einem Mixer vermischt werden.
3. Verrühren Sie die Masse, bis sie seidenweich und cremig ist.
4. Stellen Sie sicher, dass das Gericht vor dem Servieren mindestens zwei Stunden im Kühlschrank gelagert wurde.
5. Genießen Sie Ihre köstliche Schokolade, ohne ein schlechtes Gewissen zu haben!

Ernährung:

- Kcal: 180
- Eiweiß: 3 g
- Fett: 14 g
- Kohlenhydrate: 15 g

48. Berry Bliss Gefrorener Joghurt Rinde

- Vorbereitung: 5 min
- Garen: 4 Stunden (Einfrieren)
- Reicht für: 8

Zutaten:

- 500 ml fettarmer Joghurt
- 200 g gemischte Beeren (Heidelbeeren, Erdbeeren, Himbeeren)
- 30 g Honig
- 30 g Müsli

Wegbeschreibung:

1. In einer Schüssel den Honig und den Joghurt vermengen.
2. Die Mischung wird auf einem mit Papier ausgelegten Blech ausgebreitet.
3. Den Joghurt mit Granola und gemischten Beeren bestreuen.
4. Legen Sie sie für mindestens vier Stunden in den Gefrierschrank.
5. Genießen Sie die knusprigen, sättigenden Bissen, indem Sie sie in Stücke brechen.

Ernährung:

- Kcal: 90
- Eiweiß: 4 g
- Fett: 1 g
- Kohlenhydrate: 15 g

49. Glückskugeln mit Pistazien und Feigen

- Vorbereitung: 15 min
- Garen: 0 min
- Reicht für: 12

Zutaten:

- 200 g getrocknete Feigen
- 100 g Pistazien
- 30 g Chiasamen
- 15 ml Honig

Wegbeschreibung:

1. Trockene Feigen, Pistazien, Chiasamen und Honig sollten zusammen in einer Küchenmaschine verarbeitet werden.
2. Die Zutaten miteinander vermischen, bis sie sich zu einem klebrigen Teig verbinden.
3. Zu Kugeln formen, die leicht verdaulich sind.
4. Bevor Sie diese köstlichen, energiespendenden Leckerbissen genießen, sollten Sie sie mindestens eine Stunde lang in den Kühlschrank stellen.

Ernährung:

- Kcal: 80
- Eiweiß: 2 g
- Fett: 4 g
- Kohlenhydrate: 10 g

50. Mango-Tango-Sorbet

- Vorbereitung: 5 min
- Garen: 0 min
- Reicht für: 4

Zutaten:

- 3 reife Mangos, geschält und gewürfelt (600 g)
- 30 ml Limettensaft
- 60 ml Wasser
- 30 g Agavendicksaft

Wegbeschreibung:

1. Mangos, Limettensaft, Wasser und Agavensirup sollten zusammen gemixt werden, bis sie glatt sind.
2. Die Mischung wird dann in eine flache Schale gegossen und für drei Stunden in den Gefrierschrank gestellt.
3. Damit das Sorbet eine fluffige Konsistenz erhält, mit einer Gabel zerdrücken.
4. Genießen Sie die erfrischende Kühle der Früchte, wenn sie in Schalen serviert werden.

Ernährung:

- Kcal: 100
- Eiweiß: 1 g
- Fett: 0,5 g
- Kohlenhydrate: 25 g

- Vorbereitung: 15 min
- Garen: 25 min
- Reicht für: 6

Zutaten:

- 4 Äpfel, geschält und in Scheiben geschnitten (800 g)
- 15 ml Zitronensaft
- 5 g Zimt
- 30 g Hafer
- 30 g Mandelmehl
- 30 g Kokosnussöl

Wegbeschreibung:

1. Die Apfelscheiben sollten vor dem Servieren mit Zitronensaft und Zimt gewürzt werden.
2. In eine Auflaufform geben.
3. Haferflocken, Mandelmehl und geschmolzenes Kokosnussöl in einer Schüssel vermengen.
4. Die Mischung sollte über die Äpfel gestreut werden.
5. Backen Sie den Kuchen, bis er goldbraun ist, und genießen Sie dann ein warmes Dessert, das Ihnen kein schlechtes Gewissen macht.

Ernährung:

- Kcal: 150
- Eiweiß: 2 g
- Fett: 6 g
- Kohlenhydrate: 25 g

52. Blaubeer-Käsekuchen-Smoothie-Schüssel

- Vorbereitung: 5 min
- Garen: 0 min
- Reicht für: 2

Zutaten:

- 200 g gefrorene Heidelbeeren
- 200 ml ungesüßte Mandelmilch
- 150 g fettarmer Hüttenkäse
- 30 g Mandelbutter

Wegbeschreibung:

1. Blaubeeren, Mandelbutter, Mandelmilch und Hüttenkäse sollten miteinander vermengt werden, bis sie glatt sind.
2. Die Mischung in Schalen anrichten und mit dem Belag Ihrer Wahl garnieren.
3. Tauchen Sie Ihren Löffel in diese köstliche, mit Früchten gefüllte Schüssel voller Köstlichkeiten!

Ernährung:

- Kcal: 120
- Eiweiß: 8 g
- Fett: 4 g
- Kohlenhydrate: 15 g

53. Bananenbrot ohne Schuldgefühle

- Vorbereitung: 10 min
- Garen: 40 min
- Reicht für: 8

Zutaten:

- 4 reife Bananen, püriert (600 g)
- 2 Eier
- 60 ml Kokosnussöl
- 30 ml Ahornsirup
- 200 g Weizenvollkornmehl

Wegbeschreibung:

1. Zerdrückte Bananen, Eier, geschmolzenes Kokosöl und Ahornsirup mischen.

2. Weizenvollkornmehl hinzugeben und umrühren, bis alles gut vermischt ist.
3. In eine Laibform füllen und backen, bis ein Zahnstocher sauber herauskommt.
4. Gönnen Sie sich ein Stück saftiges Bananenbrot ohne schlechtes Gewissen!

Ernährung:

- Kcal: 180
- Eiweiß: 4 g
- Fett: 6 g
- Kohlenhydrate: 30 g

54. Erdbeer-Eis am Stiel mit Schokoladenüberzug

- Vorbereitung: 10 min
- Garen: 4 Stunden (Einfrieren)
- Reicht für: 6

Zutaten:

- 300 g frische Erdbeeren, geschält
- 100 g dunkle Schokolade (70% Kakao)
- 30 ml Honig
- 300 ml Mandelmilch

Wegbeschreibung:

1. Die Erdbeeren und die Mandelmilch sollten so lange püriert werden, bis sie völlig glatt sind.
2. Beim Einfüllen der Masse in die Eisförmchen darauf achten, dass oben etwas Platz bleibt.
3. Nachdem das Eis zwei Stunden lang gefroren ist, die Stäbchen in das Eis stecken.
4. Die Eis am Stiel sollten vor dem Servieren in geschmolzene dunkle Schokolade und Honig getaucht werden.
5. Bevor Sie sich diese köstlichen Leckereien gönnen, lassen Sie sie weitere zwei Stunden einfrieren.

Ernährung:

- Kcal: 120
- Eiweiß: 2 g
- Fett: 8 g
- Kohlenhydrate: 15 g

55. Ananas-Minze-Sorbet

- Vorbereitung: 5 min
- Garen: 0 min
- Reicht für: 4

Zutaten:

- 1 Ananas, geschält und gewürfelt (800 g)
- 30 g frische Minzblätter
- 30 ml Agavendicksaft
- 60 ml Wasser

Wegbeschreibung:

1. Das Wasser, den Agavendicksaft, die Minzblätter und die Ananas in einem Mixer zu einer glatten Masse verarbeiten.
2. Geben Sie die Mischung in eine flache Schale und stellen Sie sie für vier Stunden in den Gefrierschrank.
3. In Schalen anrichten und mit Minzblättern bestreuen, um ein kühles und leckeres Dessert zu erhalten!

Ernährung:

- Kcal: 80
- Eiweiß: 1 g
- Fett: 0,5 g
- Kohlenhydrate: 20 g

Kapitel 10:
Getränke für die Herzgesundheit

56. Grüner Tee Elixier

- Vorbereitung: 5 min
- Garen: 0 min
- Dient: 1

Zutaten:

- 1 grüner Teebeutel
- 250 ml heißes Wasser
- 5 g frische Minzblätter
- 10 g Honig

Wegbeschreibung:

1. Legen Sie den Grünteebeutel in die Kanne mit kochendem Wasser.
2. Dem Heißgetränk sollten Honig und frische Minzblätter zugesetzt werden.
3. Vor dem Servieren gut umrühren und warten, bis es abgekühlt ist.

Ernährung:

- Kcal: 12
- Eiweiß: 0,5 g
- Fett: 0 g
- Kohlenhydrate: 3 g

57. Berry Burst Smoothie

- Vorbereitung: 5 min
- Garen: 0 min
- Reicht für: 2

Zutaten:

- 150 g Heidelbeeren
- 150 g Himbeeren
- 200 ml Mandelmilch
- 10 g Leinsamen

Wegbeschreibung:

1. Geben Sie alle Zutaten in einen Mixer und verarbeiten Sie sie, bis sie cremig werden.
2. In Gläser füllen und dann die Köstlichkeit genießen, die zur Senkung des Cholesterinspiegels beiträgt.

Ernährung:

- Kcal: 85
- Eiweiß: 2,5 g
- Fett: 4 g
- Kohlenhydrate: 10 g

58. Citrus Zing Mocktail

- Vorbereitung: 5 min
- Garen: 0 min
- Dient: 1

Zutaten:

- 150 ml Orangensaft
- 50 ml Granatapfelsaft
- 5 g Chiasamen
- Eiswürfel

Wegbeschreibung:

1. Chiasamen, Orangensaft und Granatapfelsaft in einen Mixer geben.
2. Ein belebender und herzgesunder Mocktail lässt sich herstellen, indem man die Zutaten über Eis gießt und gründlich umrührt.

Ernährung:

- Kcal: 75
- Eiweiß: 1,5 g
- Fett: 0,5 g
- Kohlenhydrate: 18 g

59. Tropischer Paradies-Smoothie

- Vorbereitung: 5 min
- Garen: 0 min
- Reicht für: 2

Zutaten:

- 200 g Ananasstückchen
- 100 g Mango-Stücke
- 250 ml Kokosnusswasser
- 10 g Chiasamen

Wegbeschreibung:

1. Chia-Samen, Ananas und Mango sollten vor der Zugabe von Kokosnusswasser glatt gemixt werden.
2. Nach dem Einschenken in die Gläser nehmen Sie sich etwas Zeit, um den Geschmack der Tropen zu genießen.

Ernährung:

- Kcal: 95
- Eiweiß: 2 g
- Fett: 1 g
- Kohlenhydrate: 20 g

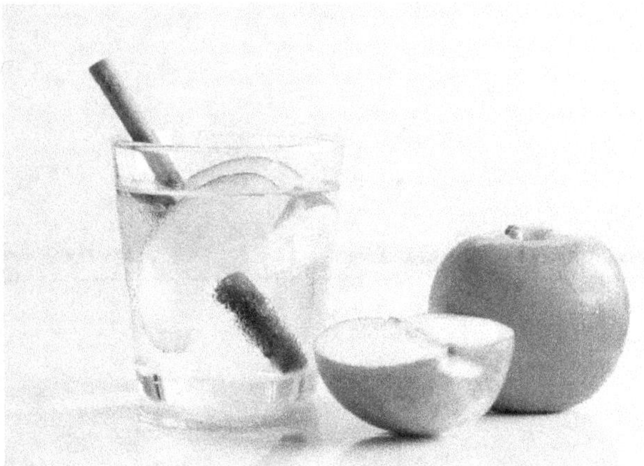

- Vorbereitung : 2 min
- Garen: 10 min
- Reicht für: 1

Zutaten:

- 1 Apfel, in Scheiben geschnitten
- 1 Zimtstange
- 250 ml heißes Wasser
- 5 g Honig

Wegbeschreibung:

1. Etwas Wasser erwärmen und einige Apfelscheiben sowie eine Zimtstange hinzufügen.
2. Nachdem Sie den Honig hinzugefügt haben, wirbeln Sie ihn gut durch und genießen Sie den beruhigenden Duft.

Ernährung:

- Kcal: 45
- Eiweiß: 0,5 g
- Fett: 0 g
- Kohlenhydrate: 12 g

- Vorbereitung: 5 min
- Garen: 0 min
- Dient: 1

Zutaten:

- 150 g Rote Bete, geschält
- 100 g Karotte, gehackt
- 200 ml Wasser
- 10 ml Zitronensaft

Wegbeschreibung:

1. Rote Bete und Karotte entsaften.
2. Mischen Sie es mit Wasser und Zitronensaft für ein lebendiges Getränk, das das Herz erfreut.

Ernährung:

- Kcal: 70
- Eiweiß: 2 g
- Fett: 0,5 g
- Kohlenhydrate: 15 g

62. Blaubeer-Basilikum-Glückseligkeit

- Vorbereitung: 5 min
- Garen: 0 min
- Reicht für: 1

Zutaten:

- 100 g Heidelbeeren
- 5 g frische Basilikumblätter
- 250 ml Wasser
- 10 ml Agavendicksaft

Wegbeschreibung:

1. Heidelbeeren, Basilikum, Wasser und Agavendicksaft pürieren.
2. Für einen erfrischenden, herzfreundlichen Genuss über Eis gießen.

Ernährung:

- Kcal: 60
- Eiweiß: 1 g
- Fett: 0 g
- Kohlenhydrate: 15 g

63. Grüner Smoothie mit Kiwi und Grünkohl

- Vorbereitung: 5 min
- Garen: 0 min
- Reicht für: 2

Zutaten:

- 2 Kiwis, geschält und in Scheiben geschnitten
- 50 g Grünkohlblätter
- 200 ml Kokosnusswasser
- 10 g Chiasamen

Wegbeschreibung:

1. Kiwi, Grünkohl, Kokosnusswasser und Chiasamen mixen.
2. Beginnen Sie Ihren Tag mit diesem nährstoffreichen grünen Smoothie.

Ernährung:

- Kcal: 80
- Eiweiß: 2,5 g
- Fett: 1 g
- Kohlenhydrate: 15 g

- Vorbereitung: 5 min
- Garen: 0 min
- Reicht für: 1

Zutaten:

- 200 g Wassermelone, gewürfelt
- 100 g Salatgurke, in Scheiben geschnitten
- 5 g frische Minzblätter
- 250 ml Wasser

Wegbeschreibung:

1. Wassermelone, Gurke, Minze und Wasser pürieren, bis sie glatt sind.
2. Gießen Sie ihn in ein Glas und genießen Sie die feuchtigkeitsspendende, herzerwärmende Wirkung.

Ernährung:

- Kcal: 40
- Eiweiß: 1 g
- Fett: 0 g
- Kohlenhydrate: 10 g

65. Pfirsich-Hafer-Smoothie

- Vorbereitung: 5 min
- Garen: 0 min
- Reicht für: 2

Zutaten:

- 2 Pfirsiche, entkernt und in Scheiben geschnitten
- 50 g Haferflocken
- 200 ml Mandelmilch
- 10 g Leinsamen

Wegbeschreibung:

1. Pfirsiche, Haferflocken, Mandelmilch und Leinsamen in einen Mixer geben.
2. Cremig pürieren und diesen herzgesunden Pfirsichgenuss genießen.

Ernährung:

- Kcal: 120
- Eiweiß: 3 g
- Fett: 2,5 g
- Kohlenhydrate: 22 g

Kapitel 11:
Menüs für besondere Anlässe

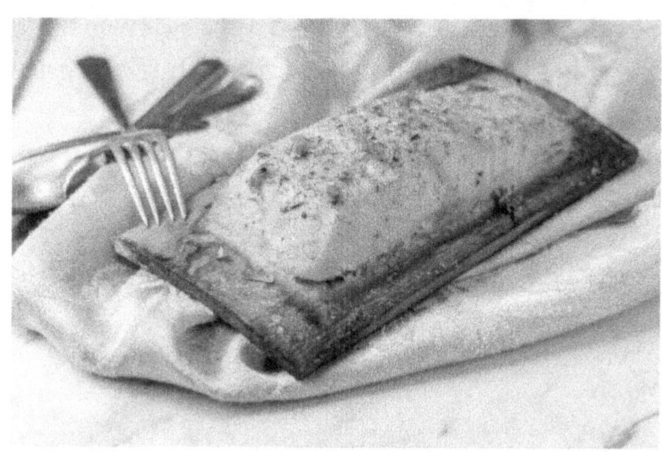

- Vorbereitung: 10 min
- Garen: 15 min
- Reicht für: 4

Zutaten:

- Lachsfilets, 600 g
- 60 Milliliter frisch gepresster Orangensaft
- dreißig Milliliter frisch gepresster Zitronensaft
- 15 Milliliter Olivenöl
- Zehn Gramm Honig
- Fünf Gramm Dijon-Senf
- zwei gehackte Knoblauchzehen
- Nach Geschmack Salz und Pfeffer hinzufügen.
- Zum Garnieren frische Petersilie verwenden.

Wegbeschreibung:

1. Für die Glasur den Orangensaft, den Zitronensaft, das Olivenöl, den Honig, den Dijon-Senf, den gehackten Knoblauch und je eine Prise Salz und Pfeffer in eine Schüssel geben und alle Zutaten miteinander vermischen.

2. Bereiten Sie den Grill vor, indem Sie ihn auf eine mittelhohe Temperatur vorheizen.

3. Die Zitrusglasur auf beide Seiten der Lachsfilets auftragen und mit einem Pinsel auftragen.

4. Den Lachs auf dem Grill etwa sechs bis acht Minuten pro Seite garen, oder bis er sich mit einer Gabel leicht auflockern lässt.

5. Kurz vor dem Servieren noch etwas Glasur über den Fisch träufeln.

6. Zum Garnieren etwas frisch gehackte Petersilie hinzufügen.

Nährwertangaben:

- Kcal: 290
- Eiweiß: 32 g
- Fett: 15 g
- Kohlenhydrate: 7 g

67. Festessen, ohne die Gesundheit zu opfern: Gefüllte Paprikaschoten mit Quinoa und geröstetem Gemüse

- Vorbereitung: 15 min
- Garen: 30 min
- Reicht für: 6

Zutaten:

- 200 g gekochte Quinoa mit 3 halbierten und entkernten Paprikaschoten
- 250 g halbreife Kirschtomaten
- 60 ml Olivenöl, 150 g in Scheiben geschnittene Zucchini, 150 g rote Zwiebeln und
- Zehn Gramm getrockneter Oregano
- Fünf Gramm Knoblauchpulver
- Nach Geschmack Salz und Pfeffer hinzufügen.
- Zum Garnieren frisches Basilikum verwenden.

Wegbeschreibung:

1. Den Backofen auf 200 Grad Celsius (400 Grad Fahrenheit) vorheizen.

2. Kirschtomaten, Zucchini und rote Zwiebeln in einer Schüssel mischen. Olivenöl, Oregano, Knoblauchpulver, Salz und Pfeffer hinzugeben und alles gut durchschwenken.
3. Nachdem die Quinoa-Gemüse-Mischung in die Paprikaschoten gefüllt wurde, sollten sie auf ein Backblech gelegt und gebacken werden.
4. Im Ofen 25 bis 30 Minuten rösten, bis die Paprikaschoten den gewünschten Zartheitsgrad erreicht haben.
5. Vor dem Servieren mit frisch gehacktem Basilikum garnieren.

Nährwertangaben:

- Kcal: 220
- Eiweiß: 6 g
- Fett: 10 g
- Kohlenhydrate: 28 g

68. Potluck-Ideen für Versammlungen: Mediterraner Kichererbsensalat

- Vorbereitung: 15 min
- Garen: 0 min
- Reicht für: 8

Zutaten:

- 400 g gewaschene und abgetropfte Kichererbsen aus der Dose
- 200 g geviertelte Kirschtomaten
- 150 g gewürfelte Gurken
- 60 ml Olivenöl, 100 g in Scheiben geschnittene Kalamata-Oliven und 75 g fein gehackte rote Zwiebeln
- Rotweinessig (30 ml)
- Zehn Gramm getrockneter Oregano
- Nach Geschmack Salz und Pfeffer hinzufügen.
- Feta-Käse als Beilage

Wegbeschreibung:

1. Die Kichererbsen, Kirschtomaten, Gurken, Oliven und roten Zwiebeln in einer großen Schüssel vermengen.

2. Für das Dressing das Olivenöl, den Rotweinessig, den Oregano, das Salz und den Pfeffer in eine kleine Schüssel geben und alle Zutaten miteinander verquirlen.
3. Nachdem Sie das Dressing über den Salat gegossen haben, mischen Sie alles gründlich durch.
4. Vor dem Servieren jede Portion mit etwas zerbröckeltem Feta-Käse bestreuen.

Nährwertangaben:

- Kcal: 180
- Eiweiß: 5 g
- Fett: 12 g
- Kohlenhydrate: 15 g

69. Herzgesunde Festtagsschmaus: Gebackene Birnen mit Honig und Walnüssen

- Vorbereitung: 10 min
- Garen: 25 min
- Reicht für: 4

Zutaten:

- Vier reife, aber feste Birnen, entkernt und halbiert
- 30 ml Honig
- 60 g gehackte Walnüsse
- 15% geschmolzenes Kokosnussöl
- Fünf Gramm Zimt
- Fünf Gramm Muskatnuss
- Griechischer Joghurt zum Mitnehmen

Wegbeschreibung:

1. Den Backofen auf 180 Grad Celsius (350 Grad Fahrenheit) vorheizen.
2. Die Birnenhälften in einer einzigen Schicht auf einem Backblech anordnen.
3. Gehackte Walnüsse, Honig, geschmolzenes Kokosnussöl, Zimt und Muskatnuss sollten in einer Schüssel vermischt werden.
4. Auf die Birnenhälften jeweils einen Klecks der Walnussmischung geben.

5. 20 bis 25 Minuten backen, oder bis die Birnen die gewünschte Konsistenz erreicht haben.
6. Zum Servieren auf jede Portion einen Klecks griechischen Joghurt geben.

Nährwertangaben:

- Kcal: 220
- Eiweiß: 3 g
- Fett: 12 g
- Kohlenhydrate: 30 g

70. Gefüllte Portobello-Pilze mit gegrilltem Gemüse und Quinoa

- Vorbereitung: 20 min
- Garen: 20 min
- Reicht für: 4

Zutaten:

- 200 g Quinoa kochen und die Stiele von 4 großen Portobello-Pilzen entfernen.
- 250 g Kirschtomaten
- 150 g halbierte Paprikaschoten.
- 100 g gewürfelte rote Zwiebel
- 60 ml Balsamico-Essig
- 30 Milliliter Olivenöl
- Zehn Gramm frischer Thymian
- Nach Geschmack Salz und Pfeffer hinzufügen.
- Zum Garnieren frische Petersilie verwenden.

Wegbeschreibung:

1. Bereiten Sie den Grill bei mittlerer Hitze zum Garen vor.
2. In einer Schüssel die gekochte Quinoa, die Kirschtomaten, die Paprika, die rote Zwiebel, den Balsamico-Essig, das Olivenöl, den frischen Thymian sowie Salz und Pfeffer vermengen.
3. Die Portobello-Pilze werden mit Olivenöl eingepinselt und dann 5-7 Minuten pro Seite gegrillt.
4. In jeden Pilz etwas von der Quinoamischung geben.

5. Vor dem Servieren mit etwas frisch gehackter Petersilie garnieren.

Nährwertangaben:

- Kcal: 280
- Eiweiß: 9 g
- Fett: 14 g
- Kohlenhydrate: 32 g

Kapitel 12:
Tipps zum Essengehen

Essen gehen kann eine sehr angenehme Erfahrung sein, denn es ist eine willkommene Abwechslung zur eintönigen Zubereitung von Mahlzeiten zu Hause und gibt einem die Möglichkeit, eine Vielzahl von Küchen zu probieren. Für diejenigen, die sich Sorgen um ihre Herz-Kreislauf-Gesundheit machen, können die Speisekarten der Restaurants jedoch ein Dilemma darstellen, da sie häufig köstliche Gerichte enthalten, die auch einen hohen Cholesteringehalt aufweisen können. In diesem Beitrag werden wir Strategien für eine herzgesunde Auswahl in Restaurants erörtern, einschließlich der Personalisierung von Bestellungen, um den Cholesteringehalt zu reduzieren, und der Anwendung von intelligenten Ersatzprodukten, um sicherzustellen, dass Ihre Essenserfahrung mit Ihrer Herz-Kreislauf-Gesundheit übereinstimmt.

Herzgesunde Entscheidungen in Restaurants treffen:

a. Machen Sie sich im Voraus mit der Speisekarte vertraut Viele Restaurants stellen heutzutage ihre Speisekarten online. Nutzen Sie diese Möglichkeit und sehen Sie sich die Speisekarte an, bevor Sie das Restaurant betreten. So können Sie erkennen, welche Optionen für Ihr Herz vorteilhaft sind, und Ihre Bestellung im Voraus organisieren. Dadurch sinkt die Wahrscheinlichkeit, dass Sie unüberlegte Entscheidungen treffen, die weniger gesund sind.

b. Greifen Sie zu mageren Proteinen: Wenn Sie eine Eiweißquelle suchen, sollten Sie sich für magere Varianten wie gegrilltes Hähnchen, Truthahn, Fisch oder Linsen entscheiden. Diese Alternativen enthalten oft einen geringeren Anteil an gesättigten Fetten, die bekanntermaßen zu einem erhöhten Cholesterinspiegel beitragen.

c. Erwägen Sie Mahlzeiten auf pflanzlicher Basis: Erkundigen Sie sich nach vegetarischen oder veganen Optionen für Mahlzeiten, die reich an Obst, Gemüse und Vollkornprodukten sind. Pflanzliche Mahlzeiten enthalten in der Regel weniger Cholesterin und gesättigte Fette und sind daher eine gute Option für alle, die sich um ihre Herzgesundheit sorgen.

d. Achten Sie auf versteckte Fette: Seien Sie sich bewusst, dass einige Mahlzeiten, wie z. B. cremige Soßen, Dressings und frittierte Beläge, Fette enthalten können, die nicht ohne weiteres erkennbar sind. Diese können einen erheblichen Einfluss auf die Gesamtzahl der

Kalorien und den Fettgehalt einer Mahlzeit haben. Vielleicht sollten Sie sich überlegen, ob Sie Ihre Soßen nicht lieber als Beilage bestellen oder Gerichte mit leichteren Dressings wählen.

e. Verwalten Sie Ihre Portionen: Wenn Sie auswärts essen, ist es wichtig, auf die Menge der bestellten Portionen zu achten, da die Portionen im Restaurant in der Regel größer sind als für eine einzelne Mahlzeit empfohlen. Fragen Sie nach einer halben Portion, wenn sie angeboten wird, oder besprechen Sie mit Ihrer Begleitung, ob Sie eine Vorspeise teilen möchten.

Customizing Orders für einen niedrigeren Cholesterinspiegel:

a. Gegrillt, nicht gebraten: Wenn Sie die Wahl haben, entscheiden Sie sich, wann immer möglich, für gegrillte oder gebackene Zubereitungen anstelle von gebratenen. Gegrillten Gerichten wird bei der Zubereitung in der Regel weniger Fett zugesetzt, wodurch die Gesamtmenge an Cholesterin in der Mahlzeit sinkt.

a. Antrag auf Änderungen: Wenn etwas an der Mahlzeit nicht Ihren diätetischen Anforderungen entspricht, scheuen Sie sich nicht, um eine Änderung der Mahlzeit zu bitten. Bitten Sie darum, dass Ihr Eiweiß ohne Butter oder Öl zubereitet wird und dass Ihr Gemüse gedünstet und nicht gebraten wird.

c. Entscheiden Sie sich für Vollkorn statt für raffinierte Körner: Wenn Sie auf dem Speiseplan die Wahl zwischen raffinierten Körnern und Vollkorngetreide haben, entscheiden Sie sich für Letzteres. Vollkorngetreide wie brauner Reis und Quinoa haben eine höhere Konzentration an Ballaststoffen und Nährstoffen, die beide der Gesundheit des Herzens zuträglich sind.

d. Reduzieren Sie die Aufnahme von Käse und Sahne Gerichte, die viel Käse, Sahne oder Butter enthalten, mögen köstlich sein, aber sie können auch viele gesättigte Fette enthalten, wenn Sie zu viel davon konsumieren. Schlagen Sie vor, diese Komponenten in kleineren Mengen zu verwenden oder ganz wegzulassen.

e. Soßen auf der Seite: Viele Speisen, die in Restaurants serviert werden, enthalten schmackhafte Soßen, die reich an Fett sein können und als Beilage gereicht werden. Sie können sicherstellen, dass Sie eine herzfreundliche Wahl treffen, indem Sie darum bitten, die Soßen als Beilage zu servieren. So können Sie die Menge, die Sie zu sich nehmen, selbst regulieren.

Intelligente Substitutionen beim Auswärtsessen:

a. Greifen Sie zu Speisen, die mit Olivenöl statt mit Butter oder anderen gesättigten Fetten zubereitet werden: Wenn Sie die Wahl haben, entscheiden Sie sich für Gerichte, die mit Olivenöl statt mit Butter oder anderen gesättigten Fetten zubereitet werden. Olivenöl enthält einen hohen Anteil an einfach ungesättigten Fettsäuren, deren Verwendung sich nachweislich positiv auf den Cholesterinspiegel auswirkt.

b. Vollwertigere Beilagen: Wenn Sie eine gesunde Alternative zu Pommes frites oder anderen frittierten Beilagen wünschen, fragen Sie das Restaurant, ob es gedünstetes Gemüse, einen Beilagensalat oder gebackene Kartoffeln gibt. Anstatt Pommes frites oder eine der anderen frittierten Beilagen zu bestellen.

Wählen Sie fettarme Milchprodukte Wenn Ihre Mahlzeit Milchprodukte enthält, wählen Sie nach Möglichkeit fettarme oder fettfreie Varianten. Dies gilt für Molkereiprodukte wie Milch, Joghurt und Käse. Mit diesen Varianten lässt sich der Konsum gesättigter Fette reduzieren.

d. Desserts in Maßen genießen Wenn Sie Lust auf etwas Süßes haben, sollten Sie in Erwägung ziehen, sich ein Dessert mit den anderen Gästen am Tisch zu teilen. Alternativ dazu können Sie nach Desserts Ausschau halten, die mit gesunden Zutaten hergestellt werden oder bei denen Obst die Hauptrolle spielt.

a. Achten Sie auf eine ausreichende Flüssigkeitszufuhr durch Trinken von Wasser: Wasser sollte das Getränk Ihrer Wahl sein. Stark zuckerhaltige und alkoholische Getränke können nicht nur zusätzliche Kalorien liefern, sondern auch die Gesundheit des Herzens schädigen. Wenn Sie sich entscheiden, Alkohol zu trinken, sollten Sie dies mit Bedacht und in Maßen tun.

Essen zu gehen muss nicht bedeuten, dass Sie Ihre Bemühungen um ein gesundes Herz aufgeben. Sie können die Mahlzeiten in Restaurants genießen und gleichzeitig die Gesundheit Ihres Herz-Kreislauf-Systems unterstützen, wenn Sie gut informierte Entscheidungen treffen, Ihre Bestellungen auf Ihre besonderen Ernährungsvorlieben abstimmen und geeignete Ersatzprodukte wählen. Denken Sie daran, dass Mäßigung das A und O ist, und diese Vorschläge sollen Sie in die Lage versetzen, herzgesunde Entscheidungen zu treffen, ohne den Genuss eines Restaurantbesuchs zu beeinträchtigen. Wenn Sie besondere diätetische Einschränkungen oder gesundheitliche Bedenken haben, können Sie mit einem Gesundheitsexperten oder einem zertifizierten

Diätassistenten sprechen, der Ihnen individuelle Unterstützung bietet, die auf Ihre speziellen Anforderungen zugeschnitten ist.

Kapitel 13:
Tipps zu Fitness und Lebensstil

Das Erreichen und Erhalten der Herzgesundheit ist ein mehrstufiger Prozess, der eine Vielzahl von Lebensstilentscheidungen erfordert. Regelmäßige körperliche Aktivität steht dabei wahrscheinlich an erster Stelle, da sie eine der direktesten Möglichkeiten zur Verbesserung der Herzgesundheit ist. Die Förderung der kardiovaskulären Gesundheit kann durch körperliche Aktivität, eine effektive Stressbewältigung und die Aufrechterhaltung eines gesunden Körpergewichts erheblich unterstützt werden. In diesem Beitrag werden wir den Wert körperlicher Aktivität für die Erhaltung eines gesunden Herzens erörtern, ebenso wie die Bedeutung guter Stressbewältigungstechniken und die Bedeutung der Aufrechterhaltung eines gesunden Gewichts, um einen Lebensstil zu pflegen, der sowohl lebendig als auch herzgesund ist.

Die Rolle der Bewegung für die Herzgesundheit:

a. Vorteile für das Herz-Kreislauf-System: Eine regelmäßige sportliche Betätigung ist für die Erhaltung der Gesundheit des Herzens unerlässlich und hat eine Reihe von positiven Auswirkungen auf das Herz-Kreislauf-System. Übungen, die sich auf das Herz-Kreislauf-System konzentrieren, wie z. B. zügiges Gehen, Laufen, Schwimmen und Radfahren, können zur Senkung des Blutdrucks, zur Verbesserung der Blutzirkulation und zur Verbesserung der allgemeinen Herzfunktion beitragen.

b. Cholesterin-Management: Regelmäßige körperliche Betätigung ist eine der besten Möglichkeiten, um den Cholesterinspiegel zu kontrollieren. Regelmäßige körperliche Betätigung verringert nachweislich das Risiko von Herz-Kreislauf-Erkrankungen, indem sie das High-Density-Lipoprotein, das oft als "gutes" Cholesterin bezeichnet wird, erhöht und gleichzeitig das Low-Density-Lipoprotein, das auch als "schlechtes" Cholesterin bezeichnet wird, senkt.

c. Gewichtsmanagement: Regelmäßige körperliche Betätigung ist eine der wichtigsten Maßnahmen, um ein gesundes Gewicht zu erreichen und zu halten. Da es zur Verbrennung von Kalorien, zum Aufbau fettfreier Muskelmasse und zur Anregung des Stoffwechsels beiträgt, ist es ein entscheidender Bestandteil eines jeden Konzepts zur Gewichtskontrolle.

d. Regulierung des Blutzuckerspiegels: Körperliche Betätigung trägt zur Regulierung des Blutzuckerspiegels bei, was besonders für Menschen wichtig ist, die bereits an Diabetes leiden oder bei denen das Risiko besteht, daran zu erkranken. Für die Gesundheit des Herzens ist es wichtig, den Blutzuckerspiegel konstant zu halten.

e. Aufbau des Herzmuskels durch regelmäßige Bewegung Wie jeder andere Muskel im Körper kann auch der Herzmuskel durch regelmäßige Bewegung gestärkt werden. Die Stärkung des Herzmuskels durch Aktivitäten, die die Herzfrequenz erhöhen, wie z. B. aerobes Training, verbessert die Fähigkeit des Herzens, das Blut effizient zu pumpen, und senkt gleichzeitig das Risiko der Entwicklung von Krankheiten, die mit dem Herzen zusammenhängen.

f. Krafttraining einbeziehen: Neben dem Herz-Kreislauf-Training ist der Einbau von Krafttraining in Ihr Trainingsprogramm ein wichtiger Bestandteil. Der Aufbau von Muskeln trägt nicht nur dazu bei, dass man insgesamt körperlich fitter wird, sondern verbessert auch den Stoffwechsel und macht es einfacher, sein Gewicht zu kontrollieren.

g. Eine Routine einrichten, die beibehalten werden kann Beständigkeit ist wichtig, um die Vorteile von Bewegung für das Herz-Kreislauf-System zu nutzen. Streben Sie mindestens 150 Minuten aerobes Training pro Woche bei moderater Intensität oder 75 Minuten intensives Training pro Woche an, zusätzlich zu muskelstärkenden Aktivitäten an mindestens zwei Tagen pro Woche.

Stressbewältigungstechniken:

a. Meditation mit Achtsamkeit: Bei der Meditation mit Achtsamkeit geht es darum, sich auf das zu konzentrieren, was im Hier und Jetzt geschieht, was nachweislich Stress abbaut. Durch Techniken wie tiefe Atmung und geführte Meditationssitzungen lassen sich Entspannung und ein geringeres Maß an Anspannung wirksam fördern.

a. Geist-Körper-Praktiken wie Yoga und Tai Chi Yoga und Tai Chi sind zwei Beispiele für Geist-Körper-Praktiken, bei denen es darum geht, sich achtsam zu bewegen und sich auf den gegenwärtigen Moment zu konzentrieren. Es ist erwiesen, dass diese Aktivitäten den Stresspegel senken, das geistige und emotionale Wohlbefinden steigern und die allgemeine kardiovaskuläre Gesundheit verbessern können.

c. Regelmäßige körperliche Betätigung: Neben den vielen Vorteilen für die körperliche Gesundheit ist regelmäßiger Sport eine wirksame Methode zum Stressabbau.

Endorphine sind die natürlichen Stimmungsaufheller des Körpers, und es ist möglich, dass Aktivitäten wie Spazierengehen, Joggen oder die Teilnahme an Gruppenübungen zur Freisetzung von Endorphinen beitragen.

d. Grenzen schaffen: Das Schaffen von Grenzen im Privat- wie im Berufsleben ist ein wesentlicher Bestandteil der Stressbewältigung. Wenn man lernt, "Nein" zu sagen, wenn es angebracht ist, und wenn man der Selbstfürsorge oberste Priorität einräumt, kann dies zu einem ausgeglicheneren Lebensstil mit weniger Stress führen.

a. Aufrechterhaltung sinnvoller sozialer Bindungen: Bedeutsame soziale Beziehungen können sowohl emotionale Unterstützung bieten als auch als Puffer gegen die negativen Auswirkungen von Stress dienen. Die Pflege enger Beziehungen, die Teilnahme an sozialen Aktivitäten und die Zeit, die man mit geliebten Menschen verbringt, sind alles Faktoren, die zum allgemeinen Wohlbefinden beitragen.

f. Zeitmanagement: Ein effektives Zeitmanagement kann helfen, das Stressniveau zu senken. Ein besser geordnetes und weniger stressiges Leben lässt sich erreichen, indem man Aufgaben Prioritäten zuweist, diese Aufgaben in leichter zu bewältigende Schritte zerlegt und sich von der Prokrastination fernhält.

b. Guter Schlaf Ausreichend erholsamer Schlaf ist entscheidend für eine wirksame Stressbewältigung und für die Erhaltung der allgemeinen Gesundheit. Es ist möglich, das eigene Stressniveau durch einen regelmäßigen Schlafrhythmus, eine angenehme Schlafumgebung und die Behandlung von Schlafproblemen erheblich zu senken.

Ein gesundes Gewicht beibehalten:

a. Eine ausgewogene Ernährung: Das Erreichen und Beibehalten eines gesunden Gewichts ist untrennbar mit den Ernährungsgewohnheiten verbunden. Legen Sie Ihr Hauptaugenmerk auf eine ausgewogene Ernährung, die aus einer großen Vielfalt an Obst, Gemüse, Vollkornprodukten, magerem Fleisch und gesunden Fetten besteht. Die Kontrolle der Portionsgrößen ist ein weiterer wesentlicher Bestandteil des Gewichtsmanagements.

b. Flüssigkeitszufuhr: Die Aufrechterhaltung einer angemessenen Flüssigkeitszufuhr ist entscheidend für die allgemeine Gesundheit und kann eine Rolle bei der Gewichtskontrolle spielen. Manchmal verwechselt der Körper Durst mit Hunger, was zu einem erhöhten Kalorienverbrauch führen kann, der nicht notwendig ist. Achten Sie darauf, den ganzen Tag über regelmäßig eine ausreichende Menge Wasser zu sich zu nehmen.

b. Häufige körperliche Betätigung: Wie bereits erwähnt, ist regelmäßige Bewegung einer der wichtigsten Faktoren für die Erhaltung eines gesunden Gewichts. Sie hilft bei der Verbrennung von Kalorien, dem Aufbau von Muskeln und der Förderung eines insgesamt aktiven Lebensstils.

d. Üben Sie sich in achtsamem Essen, indem Sie sowohl auf die Lebensmittel, die Sie essen, als auch auf die Art und Weise, wie Sie sie essen, achten. Achtsam zu essen bedeutet, während der gesamten Mahlzeit präsent zu sein, jeden Bissen zu schätzen und auf die Indikatoren zu achten, die anzeigen, wann man hungrig und wann man satt ist. Diese Strategie kann dazu beitragen, ungesundes Überessen zu vermeiden und ein positiveres Verhältnis zum Essen zu entwickeln.

a. Realistische Ziele Wenn Sie versuchen, Ihr Gewicht in den Griff zu bekommen, ist es wichtig, sich Ziele zu setzen, die sowohl realistisch als auch erreichbar sind. Änderungen der Ernährung und der körperlichen Aktivität, die schrittweise und im Laufe der Zeit vorgenommen werden, werden mit größerer Wahrscheinlichkeit beibehalten und führen zu einem langfristigen Erfolg.

f. Professionelle Beratung Um eine personalisierte und effiziente Strategie zur Gewichtskontrolle zu entwickeln, wird empfohlen, bei Bedarf den Rat von qualifizierten Gesundheitsspezialisten, wie z. B. eingetragenen Diätassistenten oder Ernährungsberatern, einzuholen. Sie sind in der Lage, eine auf die Bedürfnisse und Ziele des Patienten zugeschnittene Anleitung zu geben. Um ein gesundes Herz zu erreichen und zu erhalten, ist eine umfassende Strategie erforderlich, die regelmäßige Bewegung, geeignete Strategien zur Stressbewältigung und die Beibehaltung eines gesunden Gewichts umfasst. Dieser Ansatz ist notwendig, um die Herzgesundheit zu erreichen und zu erhalten. Sie können Ihr Risiko für Herz-Kreislauf-Erkrankungen erheblich senken und ein erfülltes, gesundes und glückliches Leben führen, wenn Sie diese Lebensstilvorschläge annehmen und in Ihre tägliche Routine integrieren. Denken Sie daran, dass eine Umstellung des Lebensstils am erfolgreichsten ist, wenn sie schrittweise und langfristig durchgeführt wird. Auf Ihrem Weg zu einer besseren Herzgesundheit können Sie sich von Gesundheitsspezialisten wie Ärzten, Ernährungsberatern und Fitnessexperten beraten lassen, die Ihnen eine individuelle Orientierung und Unterstützung bieten.

Kapitel 14:
Erfolgsgeschichten und Erfahrungsberichte

Es ist ein bewundernswertes Ziel, den Cholesterinspiegel durch eine veränderte Ernährung zu senken. Um bei diesem Versuch erfolgreich zu sein, muss man jedoch engagiert und ausdauernd sein und bereit sein, seinen Lebensstil positiv zu verändern. In diesem Beitrag werden wir uns mit den motivierenden Erfolgsgeschichten und Zeugnissen von Menschen befassen, die ihren Cholesterinspiegel durch Ernährungsumstellung erfolgreich gesenkt haben. Diesen Menschen ist dies gelungen, indem sie ihre Ernährung umgestellt haben. Diese persönlichen Anekdoten, die durch Erfahrungen aus der Zeit vor und nach der Umstellung ergänzt werden, bieten Einblicke in die Herausforderungen, Erfolge und Empfehlungen, wie man auf dem Weg zu einer besseren Herzgesundheit motiviert bleibt.

Erfolgsgeschichte 1: Eine Reise zu herzgesunder Ernährung

Vorher: Hoher Cholesterinspiegel, ungesunder Lebensstil

Sarah, eine 42-jährige Marketingfachfrau, hatte schon immer Schwierigkeiten, ein gesundes Gewicht zu halten, und stammte aus einer Familie mit einem hohen Cholesterinspiegel. Sie versuchte es mehrmals, war aber nicht in der Lage, ein gesundes Essverhalten beizubehalten. Infolgedessen griff sie häufig zu Fast Food und fettreichen Mahlzeiten. Als sie feststellte, dass ihre Cholesterinwerte erhöht waren, wurde ihr bewusst, dass sie ihren Lebensstil ändern musste.

Ein Lebensstil, der sich um Vollwertkost dreht

Sarah, die entschlossen war, ihre Gesundheit in die Hand zu nehmen, beschloss, ihre Ernährung komplett umzustellen. Sie begann damit, den Anteil der Vollwertkost an ihren Mahlzeiten zu erhöhen und konzentrierte sich auf den Verzehr von mehr Obst, Gemüse, magerem Eiweiß und Vollkornprodukten. Sie aß keine abgepackten Snacks mehr, sondern Nüsse und Samen, und sie hörte auf, ihr Essen zu frittieren, und bevorzugte stattdessen das Backen, Grillen und Dämpfen von Speisen.

Ergebnisse: Ein bemerkenswerter Rückgang des Cholesterinspiegels

Sarahs Entschlossenheit zahlte sich nach einigen Monaten harter Arbeit und Beharrlichkeit aus. Ihr LDL-Cholesterinspiegel sank in einen gesünderen Bereich, was ein Hinweis auf die dramatische Verbesserung ihres Gesamtcholesterinspiegels war. Durch die positive Veränderung verbesserte sich nicht nur ihre körperliche Gesundheit, sondern auch ihr Selbstwertgefühl und ihr Energielevel.

Tipps, um motiviert zu bleiben:

- Realistische Ziele aufstellen: Sarah betonte, wie wichtig es ist, sich vernünftige, erreichbare Ziele für die nächste Zeit zu setzen. Sie hielt ihren Willen aufrecht, weiterhin große Veränderungen in ihrem Leben vorzunehmen, indem sie selbst die kleinsten Erfolge auf ihrem Weg feierte.
- Sarah war in der Lage, ihre Konzentration aufrechtzuerhalten, indem sie sich selbst für das Erreichen bestimmter Meilensteine auf dem Weg belohnte, z. B. für die Senkung ihres Cholesterinspiegels oder das Tragen einer kleineren Größe.
- Unterstützung finden Sarah besuchte einen Fitnesskurs in der Nachbarschaft und entdeckte eine Gemeinschaft von Menschen, die ihr Interesse an einem gesunden Lebensstil teilten. Die Reise machte mehr Spaß und gab mehr Verantwortung, wenn ein Unterstützungssystem vorhanden war.

Erfolgsgeschichte 2: Vom sitzenden zum aktiven Leben

Vorher: Sesshafter Lebensstil, hoher Cholesterinspiegel

John war 55 Jahre alt und arbeitete in einem Büro. Er neigte zu Fast Food und führte einen sitzenden Lebensstil. Wegen seines hohen Cholesterinspiegels schlug sein Arzt ihm vor, seinen Lebensstil zu ändern, um die Einnahme von Medikamenten zu vermeiden.

Transformation: Bewegung und pflanzliche Ernährung in den Mittelpunkt stellen

Johns Wunsch, auf Medikamente verzichten zu können, war die treibende Kraft hinter seiner Entscheidung, seinen Lebensstil grundlegend zu ändern. Er begann, regelmäßig Sport zu treiben, unter anderem mit zügigen Spaziergängen, Radfahren und Krafttraining. Gleichzeitig stellte er seine Ernährung um, die hauptsächlich aus pflanzlichen Lebensmitteln wie Obst, Gemüse, Hülsenfrüchten und Vollkornprodukten besteht.

Ergebnisse: Eine komplette Wende

Johns Leben nahm in nur wenigen Monaten eine unglaubliche Wende zum Besseren. Seine Cholesterinwerte sanken beträchtlich, und er begann, sich vitaler und wacher zu fühlen. Nicht nur seine Cholesterinwerte sanken, sondern er nahm dank der Kombination aus körperlicher Aktivität und einer pflanzlichen Ernährung auch ab.

Tipps, um motiviert zu bleiben:

- John betonte, wie wichtig es ist, verschiedene Arten von Übungen in die eigene Routine einzubauen, um das Interesse an der Aktivität aufrechtzuerhalten. Für ihn war es hilfreich, neue Hobbys wie Wandern oder Schwimmen auszuprobieren, weil ihn das motivierte.
- Experimentieren Sie mit pflanzlichen Rezepten John genoss die Umstellung auf eine pflanzliche Ernährung, indem er mit pflanzlichen Rezepten experimentierte und dabei leckere und nahrhafte Mahlzeiten entdeckte, die die Ernährungsumstellung zum Vergnügen machten.
- John führte ein Tagebuch, in dem er seine Essensentscheidungen und Trainingsroutinen festhielt, um seine Fortschritte zu überwachen. Die physische Darstellung seines Weges in Form der niedergeschriebenen Fortschritte diente dazu, ihn zu motivieren.

Erfolgsgeschichte 3: Balanceakt für die Herzgesundheit

Vorher: Stressiger Job, ungesunde Gewohnheiten

Alex, ein Unternehmer im 38. Lebensjahr, führte ein hektisches und aktives Leben. Sein stressiger Beruf verleitete ihn häufig zu einem ungesunden Essverhalten, z. B. bestellte er regelmäßig Essen zum Mitnehmen und aß bis spät in die Nacht hinein. Seine regelmäßigen Kontrolluntersuchungen ergaben hohe Cholesterinwerte, was ihn dazu veranlasste, seine Entscheidungen zu überdenken.

Transformation: Stressmanagement und ausgewogene Ernährung

Alex beschloss, Taktiken zur Stressbewältigung in seinen Tagesablauf einzubauen, nachdem er sich des Zusammenhangs zwischen Stress und Cholesterin bewusst geworden war. Er stellte fest, dass ihm die Entspannung durch Hobbys wie Yoga und Meditation am meisten half. Gleichzeitig änderte er seine Ernährungsgewohnheiten, indem er ausgewogene Mahlzeiten bevorzugte und sich vor allem auf unverarbeitete, vollwertige Lebensmittel konzentrierte.

Ergebnisse: Ein ganzheitlicher Ansatz für die Herzgesundheit

Alex' Cholesterinwerte sanken erheblich, nachdem er seine Ernährung und seinen Umgang mit Stress geändert hatte. Nicht nur seine Werte verbesserten sich, sondern er berichtete auch, dass er sich widerstandsfähiger fühlte, wenn er mit Widrigkeiten konfrontiert wurde. Für ihn führte eine ganzheitliche Sichtweise der Herzgesundheit letztlich zu einer nachhaltigeren Lebensweise.

Tipps, um motiviert zu bleiben:

- Achtsamkeitsübungen: Alex entdeckte, dass Achtsamkeitsübungen wie Meditation und langsames, tiefes Atmen sich positiv auf die Stresskontrolle auswirkten. Indem er diese Techniken in seine tägliche Routine aufnahm, konnte er seinen Sinn für Zentrierung und Aufmerksamkeit besser aufrechterhalten.
- Im Voraus vorbereiten: Für Alex war es wichtig, seine Mahlzeiten und Snacks im Voraus zuzubereiten. Die Verfügbarkeit gesunder Alternativen verringerte den Druck, gesundheitsschädliche Entscheidungen zu treffen, was besonders an hektischen Arbeitstagen hilfreich war.
- Alex unterstrich die Bedeutung der Selbstfürsorge in seiner täglichen Praxis und betonte, wie wichtig sie für ihn sei. Ob es sich um einen einsamen Abend mit einem Buch oder um einen Kurztrip am Wochenende handelte, sich Zeit für sich selbst zu nehmen, wurde zu einem wesentlichen Bestandteil seiner täglichen Routine.

Ein Wandteppich der Inspiration

Diese Erfolgsgeschichten zeigen, wie sich eine Umstellung der Ernährung auf die Verbesserung des Cholesterinspiegels und der allgemeinen Herzgesundheit auswirkt. Der Weg eines jeden Einzelnen ist ein einzigartiges Geflecht aus Ideen und Motivation, sei es durch die Umstellung auf Vollwertkost, durch regelmäßige Bewegung oder durch Stressbewältigung. Die Überzeugung, dass man einen Lebensstil führen kann, der dem eigenen Herzen zuträglich ist, ist ein verbindender Faktor, ebenso wie die Absicht, Entscheidungen zu treffen, die dem Herzen zuträglich sind.

- Personalisierung ist von wesentlicher Bedeutung, da der Weg jedes Einzelnen unterschiedlich ist und das, was für den einen gut funktioniert, für den anderen vielleicht nicht so gut funktioniert. Änderungen in der Ernährung und Lebensweise sollten an den eigenen Geschmack und die eigenen Bedürfnisse angepasst werden.
- Es ist wichtig, konsequent zu sein: Für den langfristigen Erfolg ist es von entscheidender Bedeutung, konsequent gesunde Entscheidungen zu treffen, ganz gleich, ob es sich dabei um Ernährungsumstellungen, Bewegungsroutinen oder Strategien zur Stressbewältigung handelt.
- Konsultieren Sie erfahrene Personen: Lassen Sie sich von Gesundheitsspezialisten wie Ernährungsberatern und Fitnessexperten beraten, bevor Sie große Anpassungen vornehmen, um sicherzustellen, dass der eingeschlagene Weg den spezifischen gesundheitlichen Anforderungen des Einzelnen gerecht wird.
- Würdigung bedeutender Leistungen durch: Die Praxis, sich selbst zu motivieren und positives Verhalten zu verstärken, indem man seine Fortschritte auf dem Weg durch kleinere Triumphe feiert.

Wir können Inspiration, Motivation und nützliche Einsichten auf dem Weg zu besseren Cholesterinwerten und Herzgesundheit gewinnen, indem wir diese Erfolgsgeschichten in unser eigenes Leben einflechten und sie als Bezugspunkt auf unserem Weg nutzen. Jede triumphale Geschichte zeigt das Potenzial, das in jedem von uns steckt, um ein Leben zu führen, das sowohl herzgesund als auch erfüllend ist.

Kapitel 15:
Cholesterin XXL Diät: Häufig gestellte Fragen (FAQs)

Cholesterin ist eine fetthaltige Substanz, die für das reibungslose Funktionieren des Körpers unerlässlich ist, aber ein zu hoher Cholesterinspiegel kann zu gesundheitlichen Problemen führen. Die Cholesterin XXL-Diät zielt darauf ab, den Cholesterinspiegel durch einen ausgewogenen und gezielten Ansatz zu kontrollieren. Im Folgenden finden Sie einige häufig gestellte Fragen, die Ihnen ein umfassendes Verständnis dieser Diät vermitteln sollen.

1. Was ist die Cholesterin XXL Diät?

Die Cholesterin XXL-Diät ist ein Diätplan zur Regulierung und Aufrechterhaltung eines gesunden Cholesterinspiegels. Sie legt den Schwerpunkt auf eine gezielte Lebensmittelauswahl, Portionskontrolle und Änderungen des Lebensstils zur Förderung der Herzgesundheit.

2. Wie funktioniert die Cholesterin XXL Diät?

Bei dieser Diät liegt der Schwerpunkt auf der Verringerung der Aufnahme von gesättigten und Transfetten, die bekanntermaßen das LDL-Cholesterin (Low-Density-Lipoprotein) oder das "schlechte" Cholesterin ansteigen lassen. Gleichzeitig wird der Verzehr von Lebensmitteln gefördert, die reich an löslichen Ballaststoffen, Omega-3-Fettsäuren und Pflanzensterolen sind, die zur Senkung des Cholesterinspiegels beitragen können.

3. Welche Lebensmittel sind bei der Cholesterin XXL Diät zu empfehlen?

Die Cholesterin XXL Diät fördert den Konsum von:

- **Obst und Gemüse:** Reich an Ballaststoffen, Antioxidantien und verschiedenen Nährstoffen, die die Herzgesundheit unterstützen.
- **Vollkorn:** Sie liefern komplexe Kohlenhydrate und Ballaststoffe und tragen zu einer ausgewogenen Ernährung bei.

- **Fisch:** Reich an Omega-3-Fettsäuren, die für ihre cholesterinsenkende Wirkung bekannt sind.
- **Nüsse und Samen:** Gute Quellen für gesunde Fette, Ballaststoffe und Pflanzensterine.
- **Hülsenfrüchte:** Sie enthalten viele Ballaststoffe und Proteine und sind gut für den Cholesterinspiegel.

4. Welche Lebensmittel sollten eingeschränkt oder gemieden werden?

Um den Cholesterinspiegel zu kontrollieren, wird empfohlen, ihn zu begrenzen oder zu vermeiden:

- **Gesättigte Fette:** Enthalten in rotem Fleisch, fettreichen Milchprodukten und tropischen Ölen.
- **Transfette:** Häufig in verarbeiteten und frittierten Lebensmitteln enthalten.
- **Übermäßiges Cholesterin in der Nahrung:** Begrenzen Sie die Aufnahme aus Quellen wie Eigelb und Organfleisch.

5. Kann die Cholesterin XXL-Diät beim Gewichtsmanagement helfen?

Ja, die Cholesterin-XXL-Diät unterstützt häufig das Gewichtsmanagement, da sie den Verzehr von nährstoffreichen, kalorienarmen Lebensmitteln fördert. Die Aufrechterhaltung eines gesunden Gewichts ist für die allgemeine Herzgesundheit von Vorteil und kann zu besseren Cholesterinwerten beitragen.

6. Werden bei der Cholesterin XXL Diät Nahrungsergänzungsmittel empfohlen?

Auch wenn die Aufnahme von Nährstoffen aus vollwertigen Lebensmitteln ideal ist, können manche Menschen Nahrungsergänzungsmittel in Betracht ziehen. Omega-3-Präparate, Pflanzensterinpräparate und lösliche Ballaststoffe können empfohlen werden, aber es ist wichtig, einen Arzt zu konsultieren, um den individuellen Bedarf zu ermitteln.

7. Ist Bewegung Teil der Cholesterin XXL Diät?

Ja, regelmäßige körperliche Aktivität ist ein wesentlicher Bestandteil der Cholesterin XXL Diät. Bewegung erhöht nachweislich das HDL (High-Density-Lipoprotein) oder "gute" Cholesterin und trägt zur allgemeinen kardiovaskulären Gesundheit bei.

8. Wie schnell kann ich bei der Cholesterin XXL-Diät mit Ergebnissen rechnen?

Die Ergebnisse sind von Person zu Person unterschiedlich, aber eine Verbesserung des Cholesterinspiegels lässt sich oft schon nach wenigen Wochen bis Monaten beobachten. Die konsequente Einhaltung der Diät und die Beibehaltung eines gesunden Lebensstils sind wichtige Faktoren.

9. Können Kinder der Cholesterin XXL Diät folgen?

Bevor Sie eine Ernährungsumstellung bei Kindern vornehmen, sollten Sie sich unbedingt mit einem Kinderarzt oder einer medizinischen Fachkraft beraten. Generell kann die Förderung einer herzgesunden Ernährung von klein auf langfristige Vorteile haben.

10. Ist die Cholesterin XXL Diät für jeden geeignet?

Während die Cholesterin XXL Diät im Allgemeinen als sicher für die meisten Menschen angesehen wird, sollten Personen mit bestimmten Gesundheitszuständen oder solche, die Medikamente einnehmen, ihren Gesundheitsdienstleister konsultieren, bevor sie ihre Ernährung grundlegend ändern.

11. Kann die Cholesterin XXL Diät die Medikamentendosierung senken?

Jegliche Anpassung der Medikation sollte nur unter der Anleitung eines Arztes erfolgen. Die Cholesterin XXL-Diät kann die medikamentöse Behandlung ergänzen, sollte sie aber nicht ersetzen.

12. Wie nachhaltig ist die Cholesterin XXL-Diät auf lange Sicht?

Die Cholesterin-XXL-Diät fördert eine ausgewogene und nachhaltige Ernährungsweise und ist daher für eine langfristige Umsetzung geeignet. Sie ermutigt zu einer Änderung des Lebensstils und nicht zu einer kurzfristigen Lösung.

13. Sind Schummeltage bei der Cholesterin XXL Diät erlaubt?

Gelegentliche Genüsse sind zwar akzeptabel, aber Mäßigung ist der Schlüssel. Wer die Grundsätze der Cholesterin XXL-Diät konsequent befolgt, wird bessere Ergebnisse erzielen.

14. Gibt es mögliche Risiken oder Nebenwirkungen?

Im Allgemeinen ist die Cholesterin XXL Diät für die meisten Menschen sicher. Eine drastische Umstellung der Ernährung kann jedoch zu vorübergehenden Verdauungsproblemen führen. Es ist wichtig, den allgemeinen Gesundheitszustand zu überwachen und einen Arzt zu konsultieren, wenn Bedenken auftreten.

15. Können schwangere oder stillende Frauen die Cholesterin XXL Diät einhalten?

Schwangere und stillende Frauen sollten auf eine ausgewogene Ernährung achten, die ihren Nährstoffbedarf deckt. Bevor Sie Ihre Ernährung grundlegend umstellen, sollten Sie sich mit Ihrem Arzt beraten.

Die Cholesterin-XXL-Diät ist ein ganzheitlicher Ansatz zur Kontrolle des Cholesterinspiegels durch eine Kombination von Ernährungsentscheidungen und Lebensstiländerungen. Wie bei jeder bedeutenden Ernährungsumstellung wird empfohlen, einen Arzt zu konsultieren, um sicherzustellen, dass die Diät mit den individuellen gesundheitlichen Bedürfnissen und Zielen übereinstimmt. Da der Schwerpunkt auf vollwertigen, nährstoffreichen Lebensmitteln und regelmäßiger körperlicher Betätigung liegt, ist diese Diät nicht nur zur Senkung des Cholesterinspiegels, sondern auch zur Förderung der allgemeinen Herzgesundheit geeignet.

Schlussfolgerung

Der Faden des Cholesterins spinnt eine verschlungene Erzählung in dem weitläufigen Wandteppich, der Gesundheit und Wohlbefinden bedeutet. Am Ende unseres Streifzugs durch die Seiten von "Cholesterin XXL" steht nicht nur das Ende eines Buches, sondern vielmehr der Beginn eines neu entdeckten Verständnisses - eine Befähigung, das Labyrinth des Cholesterinmanagements mit Zuversicht und Zielstrebigkeit zu durchqueren.

Unsere Untersuchung begann mit der Erkenntnis, dass ein hoher Cholesterinspiegel tief greifende Auswirkungen auf alle Aspekte unseres Lebens hat, die weit über die Grenzen der Zahlen in einem medizinischen Bericht hinausgehen. Es ist ein heimtückischer Feind, der im Verborgenen gegen den harmonischen Rhythmus unseres Körpers arbeitet und dabei langsam an den Grundlagen unserer kardiovaskulären Gesundheit kratzt. Aber es gibt keinen Grund zur Sorge, denn diese Kapitel bieten nicht nur Informationen, sondern auch einen Fahrplan - ein Handbuch, mit dem Sie die Kontrolle über die Geschichte, die Sie sich über Ihre Cholesterinwerte erzählen, zurückgewinnen können.

Im Laufe dieser Exkursion haben wir die Komplexität von Cholesterin erforscht, gängige Missverständnisse über Cholesterin entlarvt und seine Funktion in unserem Körper beleuchtet. Es ist nicht einfach der Antagonist des Stücks, sondern vielmehr ein biochemischer Protagonist in dem komplizierten Drama, das unsere physiologische Symphonie ist. Es spielt eine bedeutende Rolle in diesem Drama und ist einer der Hauptdarsteller. Die Feinheiten von LDL und HDL zu verstehen, die Auswirkungen von Ernährungs- und Lebensstilentscheidungen einzuschätzen und sich in der Landschaft der Medikamente zurechtzufinden, waren die Meilensteine auf unserer Reise durch diese Wildnis.

Wir haben uns eingehend mit dem Thema Ernährung beschäftigt und herausgefunden, wie sich verschiedene Lebensmittel auf den Cholesterinspiegel auswirken können. Wir haben eine Palette von Zutaten zusammengestellt, die nicht nur für den Geschmack, sondern auch für das harmonische Orchester des Cholesterinmanagements konzipiert wurden. Vom Tanz der Omega-3-Fettsäuren mit fettem Fisch und Samen bis hin zur Umarmung mit löslichen Ballaststoffen aus Hafer und Hülsenfrüchten - wir haben diese Palette nicht nur nach dem Geschmack, sondern auch nach der Orchestrierung des Geschmacks zusammengestellt. Pflanzensterine und -stanole, die unbesungenen Helden im Kampf gegen die Cholesterinabsorption, wurden ebenfalls in die Sinfonie aufgenommen, um ihren Umfang zu erweitern.

Der Esstisch, der früher ein Schlachtfeld konkurrierender Optionen war, ist in jüngster Zeit zu einem Ort geworden, an dem man eine Auswahl trifft, die besser für das eigene Herz ist. Wir haben gelernt, beim Essengehen bewusste Entscheidungen zu treffen, unsere Bestellungen an die Anforderungen unseres Kreislaufsystems anzupassen und intelligente Ersatzprodukte zu wählen, die den Geschmack nicht zugunsten unserer Gesundheit opfern. Die kulinarische Reise war keine Entbehrung, sondern eine kulinarische Erhebung - eine Entdeckung des Gourmets, die die Gesundheit einbezieht, ohne den Genuss zu beeinträchtigen. Es war keine Reise der Entbehrung, sondern eine Reise der kulinarischen Bereicherung.

Gleichzeitig begannen wir unsere Reise in die Welt der Gesundheit und des Wohlbefindens, wobei der Schwerpunkt darauf lag, wie wir unser Leben leben. Das Elixier der Herzgesundheit, die Bewegung, hat sich als vielseitiges Juwel erwiesen. Es ist ein Beschützer des Kreislaufs, ein Bildhauer schlanker Muskeln und ein Maestro, der die Symphonie der Cholesterinregulierung dirigiert. Bewegung ist das Elixier der Herzgesundheit. Die Stressbewältigung hat sich zu einer Kunstform entwickelt, zu einem Wandteppich, in dem die Elemente Achtsamkeit, soziale Kontakte und Selbstfürsorge miteinander verwoben sind. In unserem Bestreben, ein gesundes Gewicht zu halten, haben wir den Wert ausgewogener Mahlzeiten, einer ausreichenden Flüssigkeitszufuhr und des Gefühls der Erfüllung entdeckt, das sich einstellt, wenn man Ziele erreicht, die sowohl vernünftig als auch anspruchsvoll sind.

Und nun, da wir an der Schnittstelle zwischen Wissen und Handeln stehen, ist es an der Zeit, "Cholesterin XXL" auf das Wesentliche zu verdichten. Die Macht, unsere Gesundheit zu beeinflussen, liegt nicht so sehr in großen Gesten, sondern in den Entscheidungen, die wir täglich treffen. Das ist die grundlegende und doch tiefe Realität, die jenseits der Fülle von Informationen liegt. Es ist die Wirkung eines ballaststoffreichen Frühstücks, der Nachhall eines zügigen Morgenspaziergangs und das leise Echo eines gut zubereiteten Gerichts.

Das Versprechen, das zu Beginn dieser Reise gegeben wurde, bestand darin, Sie nicht einfach mit Wissen zu überhäufen, sondern Ihnen auch Lösungen anzubieten, die Sie umsetzen können. Die Antwort besteht nicht darin, pauschale Änderungen vorzunehmen oder drastische Maßnahmen zu ergreifen, sondern vielmehr darin, auf der Grundlage genauer Informationen differenzierte Entscheidungen zu treffen. Sie halten nicht nur ein Buch in der Hand, sondern auch ein Kompendium von Möglichkeiten, eine Straßenkarte für ein Leben, in dem Cholesterin kein lauerndes Gespenst ist, sondern eine überschaubare Variable in der Gleichung des Wohlbefindens. Sie sind nicht nur im Besitz eines Buches, sondern auch eines Kompendiums von Möglichkeiten.

Wenn es etwas gibt, von dem ich hoffe, dass Sie es nach dem Anschauen von "Cholesterin XXL" mitnehmen, dann ist es die Erkenntnis, dass Gesundheit nicht irgendeine nebulöse Idee ist, sondern vielmehr die Ansammlung von Entscheidungen, die man täglich trifft. Es ist die Fähigkeit, "ja" zu sagen zu Aktivitäten, die Sie beleben, "ja" zu Mahlzeiten, die Sie nähren, und "ja" zu einer Lebensweise, die im Einklang mit dem Schlag Ihres Herzens ist. Dies ist nicht das Ende der Reise, sondern der Beginn eines nicht enden wollenden Abenteuers und einer fortlaufenden Geschichte, in der jedes Kapitel mit dem Instrument der eigenen Wahl geschrieben wird.

Wenn Sie sich dem Ende dieses Buches nähern, versuchen Sie, es nicht nur als Abschluss zu sehen, sondern auch als Durchgang zu einer glücklicheren und sachkundigeren Zukunft. Denken Sie immer daran, dass die Entscheidungen, die Sie treffen, Konsequenzen haben, dass Ihr Körper sich von Herausforderungen erholen kann und dass jeder neue Tag eine Gelegenheit bietet, ein besseres Morgen zu gestalten. Der Weg zu idealen Cholesterinwerten ist kein Sprint, sondern ein Marathon, und Sie sind der Marathonläufer, der mit dem Wissen ausgestattet ist, sich das Tempo einzuteilen, den Mut hat, den nächsten Schritt zu tun, und die Ausdauer hat, weiterzumachen.

Ich bete dafür, dass Ihr Weg ein Weg der Befähigung ist, Entscheidungen zu treffen, die mit Ihrem Wohlbefinden übereinstimmen, und ein Leben zu führen, in dem die Symphonie Ihrer Gesundheit eine Melodie spielt, die in perfekter Harmonie ist. Sie sind nicht allein; Sie sind mit Informationen bewaffnet, durch Optionen gestärkt und von den unendlichen Möglichkeiten umgeben, die vor Ihnen liegen, wenn Sie den Bereich betreten, der hinter diesen Seiten liegt. Möge dies der Fall sein, wenn Sie diesen Bereich in dem Bewusstsein betreten, dass Sie nicht allein sind. Cholesterin XXL ist lediglich ein Wegweiser und Partner auf Ihrem Weg zu einem herzgesunden und lebendigen Leben. Die Geschichte Ihrer Gesundheit ist eine Erzählung, die Sie in der Hand halten, und "Cholesterin XXL" ist lediglich ein Leitfaden.